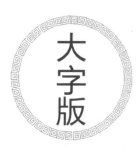

大字版

中医临床实用经典丛书

清·汪宏◎著

望诊遵经

中国健康传媒集团

中国医药科技出版社

图书在版编目（CIP）数据

望诊遵经／（清）汪宏著 . —北京：中国医药科技出版社，
2018. 6

（中医临床实用经典丛书：大字版）

ISBN 978-7-5214-0097-7

Ⅰ . ①望… Ⅱ . ①汪… Ⅲ . ①望诊（中医） Ⅳ . ①R241. 2

中国版本图书馆 CIP 数据核字（2018）第 066228 号

美术编辑 陈君杞

版式设计 锋尚设计

出版 中国健康传媒集团 │ 中国医药科技出版社

地址 北京市海淀区文慧园北路甲 22 号

邮编 100082

电话 发行：010-62227427 邮购：010-62236938

网址 www. cmstp. com

规格 710×1000mm $^1/_{16}$

印张 8¾

字数 85 千字

版次 2018 年 6 月第 1 版

印次 2024 年 4 月第 3 次印刷

印刷 大厂回族自治县彩虹印刷有限公司

经销 全国各地新华书店

书号 ISBN 978-7-5214-0097-7

定价 19. 00 元

获取新书信息、投稿、
为图书纠错，请扫码
联系我们。

内容提要

《望诊遵经》，诊断学专著，清·汪宏撰于1875年。本书继承《内经》揣外知内的诊法理论，对其望诊理论有所发挥，使之和临床实践相结合。上卷叙述望诊在辨证论治方面的重要性，及其掌握运用的基本原则，并根据"有诸内必形诸外"的理论，结合周身部位、四时、五方、气质等因素，说明气色与疾病的关系；下卷叙述体表各部位的望诊提纲，从眼睑、口、舌、唇、齿、须发、腹背、手足等部位的形容色泽和汗、血、便、溺、痰、月经等的变化情况，通过分析、比较，以辨析病证之表里、虚实、寒热、阴阳，对疾病的顺逆安危做出判断。此外，还叙及行止坐卧和身容意态的望法大纲。书中辨色之精、观形之确，后人鲜有出其右者。全书既有前人论述，又有个人经验，对临床医生极具参考价值。

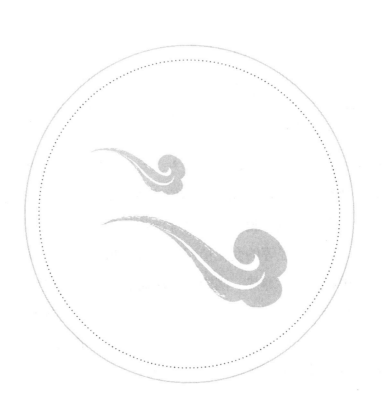

出版者的话

中医学是中国优秀文化的重要组成部分，传承发展中医药事业是适应时代发展要求的历史使命。中医古籍经典是中医药学发展的根基，中医临床则是其长久发展的核心力量。传承中医，要从读经典入手，文以载道，"自古医家出经典"，中医传统思维尽在于医籍，因此经典要读。临床医学关键在"用"，涉及临床实用的医籍也要读，吸纳先贤行医经验，切于临证，方可学以致用。因此，"经"与"用"，二者皆重。

以"经""用"并重为原则，我社特整理出版了"中医临床实用经典丛书"。本套丛书共计45种，其所选书目涵盖了历代医家推崇、尊为必读的经典著作，同时侧重遴选了切于临床实用的医著作品。为方便读者诵读，特将本套丛书设计为大字版本，行格舒朗，层次分明。

本次整理，力求原文准确，每种古籍均遴选精善底本，若底本与校本有文字存疑之处，择善而从。整理原则如下。

1.全书采用简体横排，加用标点符号。底本中的繁体字、异体字径改为规范简体字，古字以今字律齐。凡古籍中所见"右药""右件"等字样中，"右"均改为"上"。

2.凡底本、校本中有明显的错字、讹字，经校勘无误后予以径改，不再出注。

3. 古籍中出现的中医专用名词术语规范为现通用名。如"藏府"改为"脏腑","荜拔"改为"荜茇","旋复花"改为"旋覆花"等。

4. 凡方药中涉及国家禁猎及保护动物（如虎骨、羚羊角等）之处，为保持古籍原貌，未予改动。但在临床应用时，应使用相关代用品。

希望本丛书的出版，能够为诵读医籍经典、切于临床实用提供强有力的支持，为培养中医临床人才贡献一份力量。在此过程中，我们也期待读者诸君的帮助和指点。

中国医药科技出版社

2017年10月

序

予先君石城翁，讳坤坚，字义彰。读书之暇，尝谓予曰：医之为道，至精至微，明辨而行之，则可以济众，冒昧而施之，适足以杀人，尔学医有年矣，抑亦知其要否？予起而对曰：昔轩辕氏定本草，作《内经》，卢、扁、雷、桐，莫不遵其规矩，汉、晋、唐、宋，鲜能出其范围。今读其遗文，会其指趣，其法门有二，一曰诊，一曰治。望、闻、问、切者，诊法也；针灸药石者，治法也。将欲治之，必先诊之，非诊无以知其病，非诊无以知其治也。顾欲知其诊之所当然，究其诊之所以然，则凡天地古今之理，南北高下之宜，岁时气候之殊，昼夜阴晴之变，以至赋禀强弱之不齐，老少居养之各异，莫不著见于四诊焉，岂但明乎血气经络，皮肉筋骨，与夫病之五脏六腑，症之七情六淫也哉！盖著乎外者，本乎内；见于彼者，由于此。因端可以竟委，溯流可以穷源。是故寒热补泻之法，因诊而定；标本先后之理，因诊而分。七方十剂、八法九针，莫不因诊而决用舍焉。昔贤所谓明理者，明此理也；辨证者，辨此证也。理不明，则证莫能辨，证不辨，则治莫能分。故治病必须知诊，诊病必须遵经。予先君曰：入门矣，未入于室也。经文深奥，诊法精微，既已识其大纲，尤当考其细目，慎之哉，穷理尽性之事也，格物致知之功也。身家之所寄托，生死之所相关也。诗云，如切如磋，如琢如磨，勉旃勉旃。余退而志之，恒以自警焉。今著遵经，有感于是，因书篇首，以告后人。

光绪元年三月上浣新安汪宏广菴氏书于西安航埠

目　录

上卷

下卷

中医临床实用经典丛书（大字版）

望诊遵经

目录

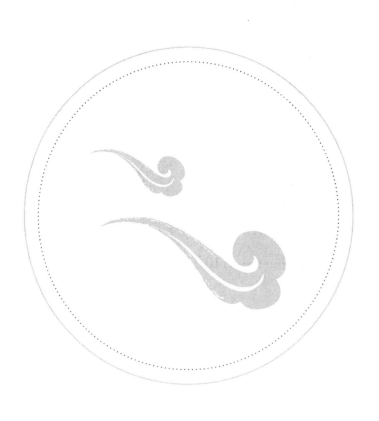

上卷

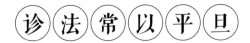

（诊）（法）（常）（以）（平）（旦）

　　《灵》《素》谈医妙入神，穷源探本在清晨，时平可辨邪和正，法定能分假与真，有疾音容俱转变，无疴色脉自调匀，常经万世皆师范，诊视须当永奉遵。原夫昧爽方兴，天道之阴阳中正，黎明甫启，人身之志气清灵，观形以验温凉，平能合度，察色而瞻动静，法不离经。斯时也，九候无差，五音悉准，有过易窥，有偏易诊。辨三因之虚实，气色分明，察五脏之盛衰，精神平允，见微知著，固能判断吉凶，原始反终，更足周知生殒。盖观日以揣摩，亦援天而指引，由是参病情，稽诊法，指下融通，心中浃洽，脉息共形容合论，推究无穷，声音与气色交参，变通不乏。譬若权衡正直，观俯仰而较锱铢，亦如尺度均同，计毫厘以分阔狭。况乎因人洁矩，候气平章，不似日中之温暖，不同夜半之清凉，营卫会于脉口，气色见于明堂，有证皆显，无隐弗彰，经络均匀，按法真堪处变，规模宏远，持平可以为常，尔乃观其所由，视其所以，或端本以澄源，或因此而识彼，寒多热少，分脏腑之盈亏，暮重朝轻，析阴阳之表里。故察人情，观日暑，时行则行，时止则止，即从权而诊视，不执其经，然触类以引伸，难逾厥旨。若夫金乌返照，玉兔腾精，病因时而进退，气随日以流行，有平脉时脉，有正声变声，诊或违夫昼夜，治即昧于重轻，是则望闻问切之方，皆失其正，补泻迎随之法，不得其平。于是圣人著作《内经》，申明平旦，合四诊而同观，会三才以参看，有为有守，广宇内之栽培，无党无偏，协时中之条贯，是以德迈羲农，功高霄汉，宜其达四海以讴歌，历千秋而灿烂。不然，何以为医学之范围，妙化育而参赞。

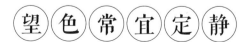

望色常宜定静

平明诊法已敷陈，望色还须气息匀。更待伊人心志定，聆音察理论精神。扶持当缓缓，言语莫频频。坐卧情和洽，寒温服适均。医家看视宜恬静，邻里瞻观慢博询。休谈长与短，应辨假和真。成败所关，死生攸寄，脉息岂无隐微，声音亦有同异。神凝志一，始能融会贯通；理明义精，方可引伸触类。脏腑之情蕴奥，安可粗心；气色之道精深，不容率意。若乃晨昏昧昧，楼阁葱茏。或敷脂粉兮，污其颜色；或居帷幔兮，蔽其形容。慢言三折其肱，揣摩弗确，即使十全之技，看视无从，却愁仓卒又持灯，尤恐奔波多乱目，俗医治病，还道这气色朦胧，无甚差错，咦，纵然仿佛分虚实，只在依稀想象中。

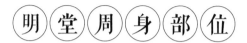

明堂周身部位

欲观气色，先识明堂，欲察明堂，先知部位，首面上于阙庭，王宫在于下极，五脏次于中央，六腑挟其两侧。《灵枢》曰：庭者，首面也。阙上者，咽喉也。阙中者，肺也。下极者，心也。直下者，肝也。肝左者，胆也。下者，脾也。方下者，胃也。中央者，大肠也。挟大肠者，肾也。当肾者，脐也。面王以上者，小肠也。面王以下者，膀胱子处也。颧者，肩也。颧后者，臂也。臂下者，手也。目内眦上者，膺乳也。挟绳而上者，背也。循牙车以下者，股也。中央者，膝也。膝以下者，胫也。当胫以下者，足也。巨分者，股里也。巨屈者，膝膑也。此五脏六腑肢节之部也。男女异位，男子色在面王，为小腹痛，下为卵痛，其圜直为茎痛，高为本，下为首，狐疝㿉阴之属也。女子在面王，为膀胱子处之病，散为痛，抟为聚，方圆左右，各如其色形，其随而下，至胝为淫，有润如膏状，为暴食不洁，左为左，右为右，其色有邪，聚散而不端，面色所指者也。此面王之部，男女之分也。所谓明堂者，鼻也。庭者，颜也。阙者，眉间也。面王者，鼻准也。下极者，阙庭之下，两目之中也。颊外谓之绳，膝盖谓之膑，口旁大纹为巨分，颊下曲骨为巨屈也。色之见于明堂，犹脉之出于气口也。气口者，血脉之大会，明堂者，呼吸之宗气也。气口明堂，其义一也。

明堂六部提纲

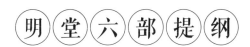

明堂望法，有五脏之分，有六部之辨。六部者，中央脏腑之部为内，四旁肢节之部为外。横分之为上下，竖分之为左右也。以内外言之，色见于内部者，其病在内，色见于外部者，其病在外。色从外部走内部者，其病自外走内，色从内部走外部者，其病自内走外。内者重，外者轻，从内走外者，脏传腑，腑传表，由重而轻也。从外走内者，表传腑，腑传脏，由轻而重也，此内外之辨也。以上下言之，色见于上部者，其病在上，色见于下部者，其病在下，色从下部走上部者，其病自下走上，色从上部走下部者，其病自上走下，上为阳，下为阴，阳病者，上行极而下，阴病者，下行极而上，阳病自上走下为重，自下走上为轻，阴病自下走上为重，自上走下为轻，此上下之辨也。以左右言之，色见于左部者，其病在左，色见于右部者，其病在右。色从右部走左部者，其病自右走左，色从左部走右部者，其病自左走右。左为阳，右为阴，男子左为逆，右为从，女子右为逆，左为从。男子自左走右为从，自右走左为逆，女子自右走左为从，自左走右为逆，此左右之辨也。由是而五色交错，六部合参，则又各有行走，各有逆从，是必察其色之所起，辨其色之所向，以推其顺逆，而断其吉凶焉，然其色之行走，于意云何？盖其色上锐者，其行上向，其色下锐者，其行下向，在左右如法，而内外亦然矣。此六部之提纲也。岐伯曰：脏腑之在中也。各以次舍，左右上下，各如其度也。其斯之谓欤。

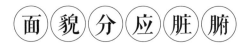

面貌分应脏腑

既察明堂之部位，当观面貌之部位，盖《内经》望法，有因明堂而分者，有因面貌而分者。何则？脏腑经络相通，表里上下相贯，血气周流，无有间断，以故气色见于明堂，即以明堂分脏腑，气色见于面貌，即以面貌分脏腑。

《刺热篇》曰：肝热病者左颊先赤，肺热病者右颊先赤，心热病者颜先赤，肾热病者颐先赤，脾热病者鼻先赤，此热病之脏部也。热病从所部而起者，至期而已，言至其气正之时日而愈也。推而论之，则热病之死生间甚，时日之王相休囚，皆可按法而究焉，然又言少阳之脉色荣颊前，太阳之脉色荣颧骨，则是以颊前为少阳之部，以颧骨为太阳之部矣。其曰荣未交者，是病未传也。则荣已交者，是病已传也。视其交于何部，而断其传于何经也。

设或色见少阳之部，诊得少阴之脉，或色见太阳之部，诊得厥阴之脉，此为阴阳争见，表里皆病，所谓两感者是已，不言阳明者，阙文也。夫阳明之脉起于鼻，络于目，交颈中，挟口环唇，下交承浆，却循颐后下廉，出大迎，循颊车。故其为病也，身热目痛，而鼻干不得卧，如经云：面热者，足阳明病。仲景云：阳明病，面合赤色，是皆可为阳明之诊也。更有腹、胁、膈之分焉，所谓颊下逆颧为大瘕，下牙车为腹满，颧后为胁痛，颊上者，膈上也。此皆部位之分，病色之辨也。

皮肉血气筋骨，亦各有分部焉，《灵枢》曰：色起两眉薄泽者，病在皮，唇色青黄赤白黑者，病在肉，营气濡然者，病在血气，目色青黄赤白黑者，病在筋，耳焦枯受尘垢者，病在骨，盖以五脏之属，分五形之部也。若夫风病之诊又不同，心风诊在口，其色赤；肝风诊在目下，其色青；肺风诊在眉上，其色白；脾风诊在鼻上，其色黄；肾风诊在肌上，其色黑，凡若此者，务须沉潜反复，融会贯通，病虽变出多端，医者常若可见，庶乎其不差矣。至于幼科五脏之部，痘科八卦之位，盖因《内经》诸法，隐其文，彰其义耳，能精乎此，亦可触类旁通矣。（肌上之肌，高士宗作腾腾，颊肉也。宜从之。）

五官分应五脏

　　既知面貌分五脏，当知五官分五脏。何则？天有六气，降生五味，发为五色，征为五声，淫生六疾，故《周礼》疾医，以五味、五谷、五药养其病，以五气、五声、五色视其死生，两之以九窍之变，参之以九脏之动，是以《内经》望法，以五色分五行，以五官分五脏，于是乎诊于面，则面有五脏之分，诊于窍，则窍有五脏之别，盖无往而非五脏之所属，亦无往而非五行之所属也。且五官者，五脏之阅也。经曰：十二经脉，三百六十五络，其血气皆上于面，而出空窍，其精阳气上出于目而为睛，其别气走于耳而为听，其宗气上出于鼻而为臭，其浊气出于胃，走唇舌而为味。鼻者，肺之官也。目者，肝之官也。口唇者，脾之官也。舌者，心之官也。耳者，肾之官也。故肺病者，喘息鼻张，肝病者，眦青，脾病者，唇黄，心病者，舌卷短，颧赤，肾病者，颧与颜黑。释之者曰，鼻白，肺病也。色深白喘而胸满者，邪实也。色浅白喘而不满者，正虚也。目眦青，肝病也。色深青者，邪实也。色浅青者，正虚也。唇黄，脾病也。色深黄者，邪实也。浅黄者，正虚也。舌赤卷短，心病也。色深赤焦卷者，邪实也。色浅红滋短者，正虚也。耳黑，肾病也。色深黑者，邪实也。色浅黑者，正虚也。盖以浅淡为虚，深浓为实。因五官以分五脏也，然五官之分，有视形容之法焉，有观气色之法焉，或因形容分五脏，或因气色分五脏，则又各有提纲，各有条目，详述于后，可以参观，所谓耳目不违心，结诸心形诸色也。夫形色之理，阴阳之道也。阴阳也者，合之，则脏腑经络，具一阴阳也。分之，则耳目口鼻，各一阴阳也。身体之大，毫发之微，莫不有形色之理焉，莫不有阴阳之道焉，邵子所谓物物具一太极者，可不引之相发明哉。

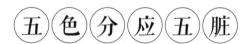

五色分应五脏

既知五官分五脏，当知五色分五脏。盖人者，天地之心也，五行之端也，食味别声，被色而生者也。故经云：以五色命脏，青为肝，赤为心，黄为脾，白为肺，黑为肾。肝合筋，心合脉，脾合肉，肺合皮，肾合骨，故青病在筋，赤病在脉，黄病在肉，白病在皮，黑病在骨，盖以色应脏，以脏合形也。然或察部以言脏，或察色以言脏，亦犹诊脉之法，或以气口寸关尺分五脏，或以弦钩代毛石分五脏。夫弦钩代毛石者，五脏之气，见于血脉也。青赤黄白黑者，五脏之气，见于气色也。五脏之气，见于气色，因以气色分五脏，五脏之气，见于明堂，因以明堂分五脏，此活法也，亦定法也。至若以气色分脏腑，则浮泽为外，病当属腑，沉浊为内，病当属脏。若更合气色部位分脏腑，则色见于脏部者，其色深浓，当为脏气有余之病，其色浅淡，当为脏气不足之病，见于腑部者，其色深浓，当为腑气有余之病，其色浅淡，当为腑气不足之病。故以阴阳言，则脏阴也，腑阳也。色见诸阴者，脏病也。见诸阳者，腑病也。察其何部何色，而断其何脏何腑也。举凡皮肉血脉筋骨，亦以气色部位分之，矧气色有阴阳，部位有阴阳，脏腑病症，又各有阴阳，参而伍之，错而综之，可以象求，难以数推矣。

相气十法提纲

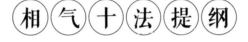

大凡望诊，先分部位，后观气色，欲识五色之精微，当知十法之纲领。十法者，浮沉、清浊、微甚、散抟、泽夭是也。何谓浮沉？色显于皮肤间者，谓之浮，隐于皮肤内者，谓之沉，浮者，病在表，沉者，病在里，初浮而后沉者，病自表而之里，初沉而后浮者，病自里而之表，此以浮沉分表里也。何谓清浊？清者清明，其色舒也，浊者浊暗，其色惨也。清者病在阳，浊者病在阴，自清而浊，阳病入阴，自浊而清，阴病转阳，此以清浊分阴阳也。何谓微甚？色浅淡者谓之微，色深浓者谓之甚，微者正气虚，甚者邪气实，自微而甚，则先虚而后实，自甚而微，则先实而后虚，此以微甚分虚实也。何谓散抟？散者疏离，其色开也。抟者壅滞，其色闭也。散者病近将解，抟者病久渐聚，先抟而后散者，病虽久而将解，先散而后抟者，病虽近而渐聚，此以散抟分久近也。何谓泽夭？气色滋润谓之泽，气色枯槁谓之夭，泽者主生，夭者主死，将夭而渐泽者，精神复盛，先泽而渐夭者，血气益衰，此以泽夭分成败也。盖十法者，辨其色之气也。五色者，辨其气之色也。气者色之变，色者气之常，气因色而其理始明，色因气而其义乃著，气也色也。分言之，则精微之道显，合观之，则病症之变彰，此气色之提纲也。经曰：相气不微，不知是非，属意弗去，乃知新故。其是之谓乎。

望法阴阳总纲

明堂察色，以脏腑部位为体，以气色诊法为用，故分观之，可以识其常，合参之，可以通其变，然究其常变，而原其始终，要不离乎阴阳之旨。盖阴阳者，天地之道也，万物之纲纪，变化之父母，生杀之本始，神明之府也。故以五色分言之，青属少阳，旺于春，赤属太阳，旺于夏，白属少阴，旺于秋，黑属太阴，旺于冬，黄属中央土，寄于四季，旺于长夏。以六部分言之，外者、上者、左者皆为阳，内者、下者、右者皆为阴。以十法分言之，浮、清、甚、散、泽为阳，沉、浊、微、抟、夭为阴，于是乎气色兼见，部位互考，则阴阳相错，阴中有阳，阳中有阴，此阴阳之总纲也。顾阴阳之道，阳清阴浊，阳升阴降，阳热阴寒，阳动阴静，阳外阴内，阳上阴下，阳左阴右，阳道实，阴道虚，阳常有余，阴常不足，是以色见诸阳者易治，见诸阴者难疗，外感阴病见阳色者易治，阳病见阴色者难疗，内伤阳病见阴色者易治，阴病见阳色者难疗。凡此阴阳之理，既可合气色部位以相参，亦可合脏腑病症以相证者也。《易传》曰：一阴一阳之谓道，阴阳不测之谓神。《内经》曰：得神者昌，失神者亡。阴阳变化，一以贯之矣。

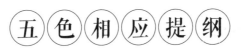

五色相应提纲

尝考《内经》望法，以为五色形于外，五脏应于内，犹根本之与枝叶也。色脉形肉，不得相失也。故有病必有色，内外相袭，如影随形，如鼓应桴，远者，司外揣内，近者，司内揣外，五色之见，莫不相输应焉。何言之？

肝属东方木，通于风气，在时为春，在窍为目，在志为怒，在变动为语。其藏魂，其脉弦，其声呼，其音角，其臭臊，其味酸，其液泣，其合筋，其荣爪，其腑胆，其日甲乙，其时寅卯，其经足厥阴，此青色之应也。

心属南方火，通于暑气，在时为夏，在窍为舌，在志为喜，在变动为噫。其藏神，其主血，其声笑，其音徵，其臭焦，其味苦，其液汗，其合脉，其荣色，其腑小肠，其日丙丁，其时巳午，其经手少阴，其包络手心主，此赤色之应也。

脾属中央土，通于湿气，在时为长夏，在窍为口，在志为思，在变动为吞。其藏意，其脉缓，其声歌，其音宫，其臭香，其味甘，其液涎，其合肉，其荣唇，其腑胃，其日戊己，其时辰戌丑未，其经足太阴，此黄色之应也。

肺属西方金，通于燥气，在时为秋，在窍为鼻，在志为悲，在变动为咳，其藏魄，其主气，其脉毛，其声哭，其音商，其臭腥，其味辛，其液涕，其合皮，其荣毛，其腑大肠，其日庚辛，其时申酉，其经手太阴，此白色之应也。

肾属北方水，通于寒气，在时为冬，在窍为耳，在志为恐，在变动为欠，其藏志，其脉石，其声呻，其音羽，其臭腐，其味咸，其液唾，其合骨，其荣发，其腑三焦膀胱，其日壬癸，其时亥子，其经足少阴，此黑色之应也。

色之应乎脏者，亦应其腑，应乎腑者，亦应其经。但当分其部位，察其阴阳，五色之见，莫不相输应焉。顾应者，常也。不应者，变也。知其常变，则知其生克矣。知其生克，则知其逆从矣。五脏各有病证声色臭味，当与气口明堂相应焉，其太过不及，相生相克者，皆病也。从外知内，盖本乎此。

五色主病提纲

窃思经言，见其色，知其病，命曰明，非特明其色，且明其病也。亦非特明其色，明其病，且明其病之应乎色，色之主乎病也。何以言之？肝色青，心色赤，脾色黄，肺色白，肾色黑。

肝病者，两胁下痛引少腹，令人善怒，虚则目䀮䀮无所见，耳无所闻，善恐，如人将捕之，气逆则头痛，耳聋不聪，颊肿。心病者，胸中痛，胁支满，胁下痛，膺背肩胛间痛，两臂内痛，虚则胸腹大胁下与腰相引而痛。脾病者，身重，善肌肉痿，足不收，行善瘛，脚下痛，虚则腹满，肠鸣飧泄，食不化。肺病者，喘咳逆气，肩息背痛，汗出，尻阴股膝髀腨胻足皆痛，虚则少气不能报息，耳聋，嗌干。肾病者，腹大，胫肿，喘咳，身重，寝汗出，憎风，虚则胸中痛，大腹小腹痛，清厥，意不乐，此五脏之病证，五色之所主也。

肝合胆，心合小肠，脾合胃，肺合大肠，肾合三焦膀胱。

胆病者，寒热，善太息，口苦，呕宿汁，心下澹澹，恐人将捕之，嗌中吤吤然，数唾。小肠病者，小腹痛，腰脊控睾而痛，时窘之后，当耳前热，若寒甚，若独肩上热甚，及手小指次指之间热。胃病者，腹䐜胀，胃脘当心而痛，上肢两胁膈咽不通，食饮不下。大肠病者，肠中切痛，而鸣濯濯，冬日重感于寒，即泄，当脐而痛，不能久立。三焦病者，腹气满，小腹尤坚，不得小便窘急，溢则水，留即为胀。膀胱病者，小腹偏肿而痛，以手按之，即欲小便而不得，肩上热，若脉陷及足小指外廉，及胫踝后皆热，此六腑之病证，五脏之所合也。

析而言之，脏主里，腑主表，色之沉者病在里，色之浮者病在表，是脏腑表里之分也。脏为阴，腑为阳，色之浊者病在阴，色之清者病在阳，是脏腑阴阳之分也。脏有虚实，腑有虚实，色之浅淡者为虚，色之深浓者为实，是脏腑虚实之分也。如是而知脏腑之为病，气色之所主，亦可见其色知其病矣。然而有时相应，有时不相应。盖脏腑有盛衰，气色有生克，太过则薄所胜而乘所不胜，其不及则所胜妄行，而所生受病，所不胜薄之也。《灵枢》曰：肾乘心，心先病，肾为应。色皆如是，是则一隅三反，亦可推测而知，此皆主病之提纲也。

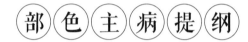

部色主病提纲

既知气色之主病，当知部色之主病，夫而后可因部位气色之所主，以言脏腑经脉之所病。

谨按《灵枢·经脉》曰：肺手太阴之脉，是动则病肺胀满膨膨而喘咳，缺盆中痛，甚则交两手而瞀，此为臂厥。是主肺所生病者，咳上气喘渴烦心胸满，臑臂内前廉痛厥，掌中热，气甚有余，则肩臂痛，风寒汗出，中风，小便数而欠。气虚则肩臂痛寒，少气不足以息，溺色变，为此诸病。

大肠手阳明之脉，是动则病齿痛颈肿，是主津液所生病者，目黄口干，鼽衄喉痹，肩前臑痛，大指次指痛不用。气有余，则当脉所过者热肿，虚则寒栗不复，为此诸病。

胃足阳明之脉，是动则病洒洒振寒，善呻数欠，颜黑，病至则恶人与火，闻木声则惕然而惊，心欲动，独闭户塞牖而处，甚则欲上高而歌，弃衣而走，贲响腹胀，是为骭厥。是主血所生病者，狂疟温淫，汗出鼽衄，口喎唇胗，颈肿喉痹，大腹水肿，膝膑肿痛，循膺乳、气街、伏兔、外廉、足跗上皆痛，中指不用，气盛则身已前皆热，其有余于胃，则消谷善饥，溺色黄，气不足，则身已前皆寒栗，胃中寒则胀满，为此诸病。

脾足太阴之脉，是动则病舌本强，食则呕，胃脘痛，腹胀善噫，得后与气，则快然如衰，身体皆重。是主脾所生病者，舌本痛，体不能动摇，食不下，烦心，心下急痛，溏瘕泄，水闭，黄疸，不能卧，强立，股膝内肿厥，足大趾不用，为此诸病。

心手少阴之脉，是动则病嗌干，心痛，渴而欲饮，是为臂厥。是主心所生病者，目黄，胁痛，臑臂内后廉痛厥，掌中热痛，为此诸病。

小肠手太阳之脉，是动则病嗌痛，颔肿，不可以顾，肩似拔，臑似折。是主液所生病者，耳聋，目黄，颊肿，颈颔肩臑肘臂外后廉痛，为此诸病。膀胱足太阳之脉，是动则病冲头痛，目似脱，项如拔，脊痛，腰似折，髀不可以曲，腘如结，踹如裂，是为踝厥。是主筋所生病者，痔疟狂癫疾，头囟项痛，目黄泪出，鼽衄，项背腰尻腘踹脚皆痛，小指不用，为此诸病。

肾足少阴之脉，是动则病饥不欲食，面如漆柴，咳唾则有血，喝喝而喘，坐而欲起，目脘脘如无所见，心如悬若饥状，气不足则善恐，心惕惕如人将捕之，是为骨厥。是主肾所生病者，口热舌干，咽肿，上气，嗌干及痛，烦心，心痛，黄疸，肠澼，脊股内后廉痛，痿厥，嗜卧，足下热而痛，为此诸病。

心主手厥阴心包络之脉，是动则病手心热，臂肘挛急，腋肿，甚则胸胁支满，心中憺憺大动，面赤目黄，喜笑不休。是主脉所生病者，烦心，心痛，掌中热，为此诸病。

三焦手少阳之脉，是动则病耳聋，浑浑焞焞，嗌肿喉痹。是主气所生病者，目锐眦痛，颊肿，耳后肩臑肘臂外皆痛，小指次指不用，为此诸病。

胆足少阳之脉，是动则病口苦，善太息，心胁痛不能转侧，甚则面微有尘，体无膏泽，足外反热，是为阳厥，是主骨所生病者，头痛颔痛，目锐眦痛，缺盆中肿痛，腋下肿，马刀侠瘿，汗出振寒，疟，胸胁肋髀膝外至胫绝骨外踝前，及诸节皆痛，小指次指不用，为此诸病。

肝足厥阴之脉，是动则病腰痛，不可以俯仰，丈夫㿉疝，妇人少腹肿，甚则嗌干，面尘脱色。是主肝所生病者，胸满，呕逆，飧泄，狐疝，遗溺，闭癃，为此诸病。

此皆经脉之病也。经脉十二，外络形骸，内通脏腑。故其为病，或见于形容，或见于气色，形容有部，气色有部，或因形容知其病，或因气色知其病，是皆主病之谓也。《举痛论》曰：五脏六腑，固尽有部，视其五色，黄赤为热，白为寒，青黑为痛，此所谓视而可见者也。夫明堂四体面貌五官，与夫经络之所行，形层之所属，固尽五脏六腑之部也。明察乎是，言病其庶几乎。

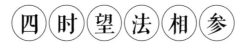

四时望法相参

凡观五色之殊，当审四时之变。经曰：春气在经脉，夏气在孙络，长夏气在肌肉，秋气在皮肤，冬气在骨髓。气之内外，既因乎时，色之浮沉，当因乎气，故可以气之内外，而知其色之浮沉，亦可以色之浮沉，而知其气之内外，然浮沉若是，而气色何如，盖尝闻之，天有五行，分时化育，以成万物。

春肝木旺，其色当青，若甚而浮清，是谓太过，病在外，微而沉浊，是谓不及，病在内，春以泽为本，春时色青，如以缟裹绀曰平，青多泽少曰病，但青无泽如草滋曰死。

夏心火旺，其色当赤，若甚而浮清，是谓太过，病在外，微而沉浊，是谓不及，病在内，夏以泽为本，夏时色赤，如以缟裹朱曰平，赤多泽少曰病，但赤无泽，如衃血曰死。

长夏脾土旺，其色当黄，若甚而浮清，是谓太过，病在外，微而沉浊，是谓不及，病在内，长夏以泽为本，长夏色黄，如以缟裹栝楼实曰平，黄多泽少曰病，但黄无泽如枳实曰死。

秋肺金旺，其色当白，若甚而浮清，是谓太过，病在外，微而沉浊，是谓不及，病在内，秋以泽为本，秋时色白，如以缟裹红曰平，白多泽少曰病，但白无泽如枯骨曰死。

冬肾水旺，其色当黑，若甚而浮清，是谓太过，病在外，微而沉浊，是谓不及，病在内，冬以泽为本，冬时色黑，如以缟裹紫曰平，黑多泽少曰病，但黑无泽如煤炱曰死。

凡此四时之色，得其平则不病，不得其平则病者，亦犹脉之太过实强，病生于外，不及虚微，病生于内也。然当其时而见其色者，常也。非其时而见其色者，变也。变或先时而见，后时而退者，为太过，后时而见，先时而退者，为不及，太过则薄所胜而乘所不胜，其不及则所胜妄行，而所生受病，所不胜薄之也。以生克言之，色生时者为虚邪，时生色者为实邪，色克时者为贼邪，时克色者为微邪，色时相应者为正邪，五色之见，可比例而推也。时日支干，孤虚旺相，亦可按法而究焉，第病症有三因，气色有十法，又当参伍以通其变矣。

若夫非其时而有其气，如冬应寒而反温，夏应热而反凉，或时已至而气未至，或气已至而时未至，或至而太过，或至而不及，气色与之相应者，顺时者也。不相应者，逆时者也。此又四时五色之变，其太过不及，可候气而参观也。夫邪气之客于身也。以胜相加，至其所生而愈，至其所不胜而甚，至于所生而持，自得其位而起，必先定五脏之色脉，乃可言间甚之时，死生之期也。此皆四时之要也。

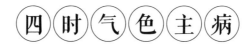

四时气色主病

既知四时之色，须知四时之病，知四时之病，以察四时之色，夫而后可按四时之色，以言四时之病，其病维何。《玉机真脏论》曰：春脉如弦，太过则令人善忘，忽忽眩冒而巅疾，其不及则令人胸痛，引背下则两胁胠满。夏脉如钩，太过则令人身热，而肤痛为浸淫，其不及则令人烦心，上见咳唾，下为气泄。秋脉如浮，太过则令人逆气而背痛愠愠然，其不及则令人喘，呼吸少气而咳，上气见血，下闻病音。冬脉如营，太过则令人解㑊，脊脉痛而少气不欲言，其不及，则令人心悬如病饥，䏚中清，脊中痛，少腹满，小便变。脾脉者，中央土，孤脏以灌四旁者也，太过则令人四肢不举，其不及则令人九窍不通，名曰重强，此皆四时之病也。然此四时之病，《内经》以脉言，而吾以色言者，何哉？盖尝读《内经》而有悟于岐黄之言焉。岐伯曰，夫色脉与尺脉之相应也，如桴鼓影响之相应也，不得相失也。色之变化，以应四时之脉，此上帝之所贵，以合于神明也。黄帝曰：吾得脉之大要，天下至数，五色脉变，揆度奇恒，道在于一。由此观之，四时气色之生克，亦可以脏腑经脉之病症比例而推矣。何也？五脏之病，四时之色，推之以五行之理，太过则薄所胜，而乘所不胜，其不及则所胜妄行，而所生受病，所不胜薄之也。设或知病而不知诊，或知诊而不知病，则虽能知诊，虽能知病，而究不知诊病，即能知诊病，而尚不知治病，而况尚不知诊，尚不知病耶？呜呼！《灵》《素》之书，若此其详也，延医之法，若此其备也，然而无有乎尔，则亦无有乎尔。（善忘之忘，宋林亿等较正《千金》《素问》，皆云当作怒，今考《素问·气交变大论》，亦作怒，宜从之。）

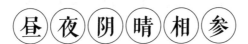

既讲春夏秋冬之异，须知昼夜阴晴之殊，盖人在气交之中，与气候之相应也，犹影之随身，犹水之鉴形。夫是故昼为阳，卫气日行于阳，夜为阴，卫气夜行于阴。天温日阳，则人血淖溢而卫气浮，天寒日阴，则人血凝泣而卫气沉，血气营卫之相应如此，则色之相应可征矣。何者？脉以应月，色以应日，昼则气行于阳，色之见也，当光辉而外映。夜则气行于阴，色之见也，当明润而内含。晴则气热，热则气淖泽，淖泽则黄赤，阴则气寒，寒则血凝泣，凝泣则青黑，此皆其应也。色之应乎昼夜阴晴者，常也。不应乎昼夜阴晴者，病也。夫百病多以旦慧、昼安、夕加、夜甚，色当因病之旦慧、昼安、夕加、夜甚也。其或暮轻朝重，夜减昼加，则不在乎卫气，而独主乎脏气矣。是必以脏气之所不胜时者甚，以其所胜时者起，夫所不胜者，克我者也。所胜者，我克者也。盖以一日分为四时，以四时分应五脏，肝日甲乙，其时寅卯，心日丙丁，其时巳午，肺日庚辛，其时申酉，肾日壬癸，其时亥子，脾日戊己，其时辰戌丑未，以五脏之日时，合五脏之病色。其生克之理，间甚之候，死生之期，胥于是乎推，亦于是乎断矣。然而一日之内，一时之间，寒暄不齐，雨旸靡定，则又各有所胜，各有所不胜矣。若夫宫室有冷暖之殊，衣服有寒温之异，病或因之而重轻，色或因之而损益，虽不当以昼夜论，亦皆可作阴晴观，触目关心，存乎人矣。

五方望法相参

夫人之有是身也，资始于天，资生于地，禀精气以成形，借阴阳而赋命，顾天地有五方之殊，斯气化有五行之异，风土于焉而变，气色由是而分矣。经曰：东方之人多青，南方之人多赤，西方之人多白，北方之人多黑，中央之人多黄，此相应之谓也。然相应者色之常，不相应者色之变，或常或变，而无过不及者，平色也。或常或变，而有过不及者，病色也。要之天包地外，地在天中，天气胜地气为顺，地气胜天气为逆，五色之见，或不合乎五方之正色，而合乎四时之平色者，常也。承天而时行地道也。不合乎四时，而与声音脉症相生者，病之顺者也。不合乎四时，而与声音脉症相克者，病之逆者也。五色之变，可比例而参观也。

析而言之，一方之间，一邑之内，地形有高下，则风气有寒温，地形有燥湿，则风气有刚柔，风气既感于中，形色必应于外。是故坚土之人刚，弱土之人柔，垆土之人大，沙土之人细，息土之人美，疣土之人丑。山林之民毛而方，得木气多也。川泽之民黑而津，得水气多也。丘陵之民专而长，得火气多也。坟衍之民晳而瘠，得金气多也。原隰之民，丰肉而痹，得土气多也。望其容貌，瞻其颜色，近者小异，远者大异，皆可以风气之寒温，而知其色脉之常变焉，以色脉之生克，而知其病症之顺逆焉。凡四海之大，十室之小，苟有诸中，必形诸外，准其情，察其理，相其势，度其时，引而伸之，触类而长之，风土虽变，气色虽异，岂能外乎五行哉，散之在理，则有万殊，统之在道，则无二致矣。

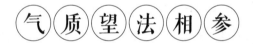

气质望法相参

夫色之同于众人者，气候之常，而不同于众人者，赋禀之变，故夫气质不齐，形色亦异。经曰：木形之人青，土形之人黄，火形之人赤，金形之人白，水形之人黑，盖其赋禀独盛，故其气色独著也。然五形之人，其脏腑之盛衰，骨节之大小，筋之粗细，肉之坚脆，皮之厚薄，血之清浊，气之滑涩，脉之长短，血之多少，经络之数，营卫之度，又各不齐，扩而充之，则人心之不同，如其面焉，岂仅阴阳五人，五五二十五人而已哉，变化盖无穷矣。是故圣人视其颜色，黄赤者多热气，青白者少热气，黑色者多血少气，参之四时，合之五行，可以推其生克，断其吉凶矣。《四诊心法》云：五脏之色，随五形发见，百岁不变者，主色也。四时之色，随四时加临，推迁不常者，客色也。主色人气之所生，客色岁气之所化，岁气胜人气为顺，人气胜岁气为逆。所谓逆者，春当青而反白，秋当白而反赤，夏当赤而反黑，冬当黑而反黄，长夏当黄而反青，可随时而观也。夫色之生于心也。体天地，法四时，则阴阳，顺人情，岂特一端而已哉，夫各有所当也。

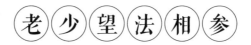

老少望法相参

夫色之不能一致者，气质之变也，而亦有老少之殊。方其少也，血气盛，肌肉滑，气道通，营卫之行速。及其老也，血气衰，肌肉枯，气道涩，营卫之行迟。夫是故老者之色多憔悴，少者之色多润泽也。经曰：人生十岁，五脏始定，血气已通，其气在下，故好走。二十岁，血气始盛，肌肉方长，故好趋。三十岁，五脏大定，肌肉坚固，血脉盛满，故好步。四十岁，五脏六腑十二经脉皆大盛，已平定，腠理始疏，荣华颓落，发颇斑白，平盛不摇，故好坐。五十岁，肝气始衰，肝叶始薄，胆汁始减，目始不明。六十岁，心气始衰，善忧悲，血气懈惰，故好卧。七十岁，脾气虚，皮肤枯。八十岁，肺气衰，魂魄离，故言善误。九十岁，肾气焦，四脏经脉空虚。百岁，五脏皆虚，神气皆去，形骸独居而终矣。盖五十以前，五脏相生而日长，五十而后，五脏相减而日消，此天年之常也。然有年已老而体未衰者，有年方壮而形先槁者，虽强弱之不齐，亦盛衰之各异尔，要之盛于中者，必著于外，衰于里者，必形于表，故望其形色之盛衰，即可知其脏腑之盛衰，脏腑形色，犹根本之与枝叶也。此老少之同异，可一隅而反三也。

居养望法相参

形志苦乐不同，气体居养各异，老少强弱既讲，富贵贫贱须详。藜藿之家，原难例于肉食，文绣之体，岂可比之布衣？贫贱者，形容枯槁，面貌黧黑，因受酷热严寒之困。富贵者，身体柔脆，肌肤肥白，缘处深闺广厦之间。此居养之不齐，而气色所由异者也。或谓富贵多虚，其治宜补，贫贱多实，其治宜攻，殊不知道贵融通，虚实勿拘于黑白，法嫌执滞，补泻宜察其浅深，况乎劳其筋骨，饿其体肤，贫贱恒多空乏，食必大牢，出必乘车，富贵岂少强盛哉。是故治疗之则，必审其因，诊视之方，当观其证，五官面貌，无不变色易容，二便均调，要皆舍标从本，见于面，盎于背，生色根心，察其理，聆其音，诚中形外用。是见微知著，因此识彼。证治本于岐黄，针灸循其规矩，汤遵仲景，博采众方，药效神农，参观本草，此圣人之遗范，实医士之格言也。

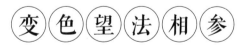

变色望法相参

望诊之法，有天道之殊，有人事之变，故凡欲知病色，必先知常色，欲知常色，必先知常色之变，欲知常色之变，必先知常色变中之变。何则？饮酒者脉满络充，故目红息粗而色赤，肝浮胆横，故趾高气扬而色青，食入于阴，气长于阳，故饱食者，血华色而益泽，饥则气衰，甚则气少，故腹馁者，色泽减而少气。奔走于风雪中者，寒侵肌表，故色青而闭塞，奔走于暑日中者，热袭皮肤，故色赤而浮散。房劳者，精气下泄，故目下色青，用力者，血气上趋，故面上色赤。久卧伤气，面则壅滞，未睡伤血，色或浮赤。怒则肝气逆，故悻悻然，目张毛起而面苍。愧则心气怯，故赧赧然颜惭汗出而面赤。思则气结于脾，故睑定而色黄以涩。喜则气发于外，故颐解而色红且散。悲则气消于内，故五脏皆摇，色泽减而声噍以杀。忧则气并于中，故两眉双锁，色沉滞而气郁以塞。恐惧者，精神荡惮而不收，故色脱而面白。惊怖者，血气分离而乖乱，故气促而面青。此皆常色变中之变，固可因其气色未定而知之，然必待其气色已定而诊之，知其常色变中之变，可诊其病色变中之变矣。

望色先知平人

凡欲知病色，必先知平色。盖平人之色，不浮不沉，不清不浊，不微不甚，不散不抟，光明润泽，血华其色也。《五脏生成篇》曰：生于心，如以缟裹朱。生于肺，如以缟裹红，生于肝，如以缟裹绀。生于脾，如以缟裹瓜蒌实。生于肾，如以缟裹紫。此五脏所生之外荣也。夫缟者，白绢也。绢之白，犹肤之白也。绢之光明润泽，犹肤之光明润泽也。光明者，神气之著，润泽者，精血之充，其曰朱，谓其色之正赤也。曰红，谓其白之间赤也。曰绀，谓其青之间赤也。曰瓜蒌实，谓其黄之间赤也。曰紫，谓其黑之间赤也。赤者，血色也。缟者，肤色也。其青赤黄白黑虽不同，要皆有血色之赤，以间乎其中焉，肤色之白，以包乎其外焉，惟此朱红绀紫者，隐于肤之内，而光明润泽者，显于肤之外，故曰，如以缟裹，盖五色之著，欲其间见，不欲其独呈，欲其合于中，不欲其露于外也。五脏之所生也，四时之所成也。气血华其色，精神彰于面焉，此所谓平人也。平人者何，无病者也。知其平之为无病，可知其不平之为病矣。

色以润泽为本

盖闻博以穷理，约以知要，色脉之变，虽有万殊，理义之旨，初无二致，特不求其本，斯散而无纪矣。何则?《灵》《素》论脉，以胃气为本，望色，以润泽为本。凡诊脉有胃气者生，无胃气者死。凡望色润泽者生，沉夭者死。然则色之润泽，岂非犹脉之胃气乎。经言，青如翠羽者生，赤如鸡冠者生，黄如蟹腹者生，白如豕膏者生，黑如乌羽者生，此五色之见生也。以其血色虽变，而犹有润泽也。青如草滋者死，黄如枳实者死，黑如煤者死，赤如衃血者死，白如枯骨者死，此五色之见死也。以其血色已变，而更无润泽也。夫润泽之有无，犹胃气之有无也。盖脉之胃气，脉之神也。色之润泽，色之神也。脉贵有神，色亦贵有神也。色脉虽殊，其源无二，实决死生之大要，察病症之先务，因举一言以蔽之曰：色以润泽为本，盖润泽者，血气之荣光明者，润泽之著，有血气即有润泽，有润泽即有光明也。夫光明润泽者，气也。青赤黄白黑

上卷

023

者，色也。有气不患无色，有色不可无气也。合言之，而气色之见不可离，分论之，而气色之辨不可混，何也？脉以胃气为本，色以润泽为本，法异而理同也。

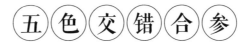

窃谓五色交错，有分见者焉，有间见者焉，生克于是乎推，吉凶以此而断。所谓分见者，六部之色，彼此不同也。如青赤分见，赤黄分见，黄白分见，白黑分见，黑青分见，此色之相生者也。青黄分见，黄黑分见，黑赤分见，赤白分见，白青分见，此色之相克者也。所谓间见者，五色之着，彼此相乘也。如青赤间见，赤黄间见，黄白间见，白黑间见，黑青间见，此色之相生者也。青黄间见，黄黑间见，黑赤间见，赤白间见，白青间见，此色之相克者也。凡相生者顺，相克者逆，然皆各有浅深，则亦各有虚实，是必察其泽夭，而后决其成败，倘色夭不泽，虽相生亦难调治，色泽不夭，虽相克亦可救疗，要在合乎四时，参以十法而明辨之，毋致按图索骥可也。

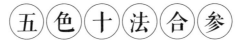

望诊之法，五色交错，已述于前，十法合参，当讲于后。盖察其气色，分其生克，固知其病之顺逆，症之从违矣。由是参以浮沉之法，则知其病之表里。参以清浊之法，则知其病之阴阳。参以微甚之法，则知其病之虚实。参以散抟之法，则知

中医临床实用经典丛书（大字版）

望诊遵经

其病之远近。参以泽夭之法，则知其病之成败。而又合气色言之，如色赤者，热也。赤而微者，虚热也。赤而甚者，实热也。微赤而浮者，虚热在表也。微赤而沉者，虚热在里也。甚赤而浮者，实热在表也。甚赤而沉者，实热在里也。若更合清浊而言，则知其病之脏腑矣。合散抟而言，则知其病之轻重矣。合泽夭而言，则知其病之吉凶矣。而凡五官六部，与夫四时五色，皆可错综参观，夫如是，病之传变，不亦昭然乎？虽然，病情深奥，望法精微，间有隐于此而显于彼者，其病盖又有遁情焉，故必参伍于脉症，错综于声音，察之至精，问之至确，然后决其病焉可也。

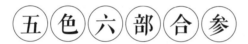

五色六部合参

明堂望法，五色既可互参，六部亦当合论。试举阴阳相乘之诊为例，而凡五色六部，仿此类推。假如上部，阳位也。黑色，阴色也。黑色见于上部，阴乘阳也。下部，阴位也。赤色，阳色也。赤色见于下部，阳乘阴也。阴乘阳位，为阴盛阳虚，阳乘阴位，为阳盛阴虚。若阳色见于阳位，为重阳。阴色见于阴位，为重阴。《中藏经》曰：热发于上，阳中之阳邪也。热发于下，阴中之阳邪也。寒起于上，阳中之阴邪也。寒起于下，阴中之阴邪也。《脉经》云：阳乘阴者，腰以下至足热，腰以上寒，栀子豉汤吐以升之。阴气上争，心腹满者死，阴乘阳者，腰以上至头热，腰以下寒，桂苓丸利以导之。阳气上争，得汗者生，此相乘之旨也。然病有表里，色有浮沉，病有虚实，色有浅深，又当参伍十法，以通其变焉，举一反三，庶乎可矣。

气色部位合参

　　尝谓诊视明堂，察其气色，分其部位，则脏腑之病著，症候之变明。盖部位者，体也。气色者，用也。气色见于脏部者，病在脏，见于腑部者，病在腑，见于肢节之部者，病在肢节。由是而观，有相应者焉，有相乘者焉，合五行而推之，变在其中矣。所谓相应者，如青为风，青见肺部者，风中肺也。青见心部者，风中心也。青见脾部者，风中脾也。青见肾部者，风中肾也。气色部位，皆当相应也。所谓相乘者，如青属肝，青见肺部者，肝乘肺也。青见心部者，肝乘心也。青见脾部者，肝乘脾也。青见肾部者，肝乘肾也。气色部位，皆可相乘也。抑又闻之，本部见本色，浅淡为不及，深浓为太过，不得其平，则皆病也。假如鼻者脾之部，黄者脾之色，脾部见黄色，则本经自病，正邪也。若见白色，则子盗母气，虚邪也。若见赤色，则母助子气，实邪也。若见青色，则彼能克我，贼邪也。若见黑色，则我能克彼，微邪也。太过者属乎腑，不及者属乎脏，脏腑相乘，可由是而推矣。气色有散抟，则病症有轻重，气色有泽夭，则病症有生死，气色有清浊，则病症有阴阳，浮沉之表里不同，微甚之虚实亦异，合之四时，参之四诊，变在其中矣。吾故曰：察其气色，分其部位，则脏腑之病著，症候之变明，明堂如此，面貌亦然，面貌如此，五官亦然，后之学者，仿此而推之可也。

中医临床实用经典丛书（大字版）

望诊遵经

气色门户合参

望色之法，部位既已参观，门户亦当合论。盖明堂察色，以入门户为凶。所谓门户者，阙庭肺门户，目肝门户，耳肾门户，口心脾门户，若有气色入者皆死。白色见冲眉上，肺有病，入阙庭夏死。黄色见鼻上，脾有病，入口者春死。青色见人中，肝有病，入目者秋死。黑色见颧上，肾有病，入耳者，六日死。赤色见颐上，心有病，入口者冬死。盖五脏之色，各入本脏门户，至被克之时，为死期之日也，然必其色沉夭，则可谓云尔。《脉经》曰：病人首部，耳目口鼻有黑气起，入于口者，为入门户，其病主死，是又以黑色为死气，以口为门户也。扁鹊华佗察声色要诀云：肝病皮白，肺之日庚辛死，心病目黑，肾之日壬癸死，脾病唇青，肝之日甲乙死，肺病颊赤目肿，心之日丙丁死，肾病面肿唇黄，脾之日戊己死，又凡病人及健人黑色，若白色起入目及鼻口者，死在三日中，此二节，皆有门户吉凶之辨，部位生克之分，学者当参之十法，合之四时，庶可知其常变焉。

上卷

色病宜忌合参

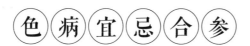

尝谓色分五行，则有生克，色分阴阳，则有宜忌。盖阳病而见阳色，阴病而见阴色者，宜也。阳病而见阴色，阴病而见阳色者，忌也。是故邪盛于表，色宜浮清，反见沉浊者，忌也。气衰于里，色宜沉浊，反见浮清者，忌也。身热烦躁，谵语妄言，其色宜赤，反见肢厥面青者，忌也。伤寒发汗，若吐若下，其色宜黄，反见热盛色赤者，忌也。失血脱津液，色宜黄白，反见面色鲜赤者，忌也。下痢便脓血，色宜黄涩，反见身热面赤者，忌也。麻痘斑疹，诸痛疮疡，色皆宜赤，反见青黑者，忌也。霍乱吐下，诸呕泄泻，色皆宜黄，反见青黯者，忌也。由是而推，一病有一病之宜忌，一症有一症之宜忌，凡色病相应者，宜也。相反者，忌也。反之微者，难治，反之甚者，即死，然犹有要焉，则在察其泽夭以知成败，察其浮沉，以知浅深，察其抟散，以知远近，视色上下，以知病处，积神于心，以知往今。故经曰：相气不微，不知是非，属意弗去，乃知新故，此之谓也。若夫声音脉息之宜忌，亦可以相应相反，比例而推焉。

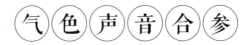

气色声音合参

尝谓形容气色脉病声音，有时相应，有时不相应，非相应者可凭，而不相应者不可凭也。盖有常焉，有变焉。因常可识其同，因变可知其异，故四诊分观，则各有所当，四诊合论，亦皆有可凭。自其同者言之，诊不变，治亦不变。自其异者言之，诊无常，治亦无常。然而常变不离五行，异同难逾四诊，参而伍之，错而综之，虽虚实不齐，脏腑相胜，而生克可推，吉凶可断焉。试先以气色声音，合而参之，如肝色青，其声呼，其音角。心色赤，其声笑，其音徵。脾色黄，其声歌，其音宫。肺色白，其声哭，其音商。肾色黑，其声呻，其音羽。有是气色，有是声音，此为相应。若见其气色，而不闻其声音，或闻其声音，而不见其气色，则五脏有盛衰，五行有生克矣。假令望见青之气色，而不闻角之声音，反得心之声音者，木生火也。得肾之声音者，水生木也。此相生之谓也。得脾之声音者，木克土也。得肺之声音者，金克木也。此相克之谓也。五色五音，皆可比例以相参也。然气色有微甚，声音有盛衰，病症有虚实，又当因诊以通其变矣。要之相生者顺，相克者逆。气色克声音者，其死速，声音克气色者，其死迟，气色生声音者，其愈速，声音生气色者，其愈迟，声色相应，而无过不及者，平人也。声色相应，而有过不及者，病人也。腑病多相生，脏病多相克，太过者病在腑，不及者病在脏，脏腑相乘，可由是而推也。此气色声音合参之旨也。至若病之定名，症之定候，其中又各有形容，各有宜忌，惟精于病症诸书，熟于疗治诸法，识其常，通其变，胸有成竹，目无全牛，庶可迎刃而解矣。

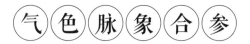

气色脉象合参

既讲声音合参之旨，当明脉象合参之诊。《灵枢》曰：色脉形肉，不得相失。色青者其脉弦，赤者其脉钩，黄者其脉代，白者其脉毛，黑者其脉石，见其色而不得其脉，反得其相胜之脉，则死矣。得其相生之脉，则病已矣。夫所谓相胜相生者，何也？脉胜色，色胜脉，谓之相胜。脉生色，色生脉，谓之相生，五色五脉，合之五行生克，可类推也。假令色青，其脉当弦，今见青色而不得弦脉，反得毛脉者，脉胜色也。得代脉者，色胜脉也。此相胜之谓也。得石脉者，脉生色也。得钩脉者，色生脉也。此相生之谓也。《脉鉴》云：色克脉者其死速，脉克色者其死迟，色生脉者其愈速，脉生色者其愈迟。然以余观之，五脉有微甚，五色有浅深，五病有虚实。承制之理，由是而窥，剥复之机，由是而测。约而言之，相胜者死，相生者生，相应而无过不及者平，相应而有过不及者病，脏病多相胜，腑病多相生，太过属乎腑，不及属乎脏，脏腑相乘，可由是而推也。此皆色脉合参之旨也。

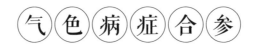

气色病症合参

既讲脉象合参之旨，当明病症合参之诊。《十六难》曰：假令得肝脉，其外证善洁，面青，善怒；其内证脐左有动气，按之牢若痛。其病四肢满闭，淋溲便难，转筋。有是者肝也，无是者非也。假令得心脉，其外证面赤口干善笑；其内证脐上有动气，按之牢若痛，其病烦心，心痛，掌中热而啘。有是者心也，无是者非也。假令得脾脉，其外证面黄，善噫，善思，善味；其内证当脐上有动气，按之牢若痛，其病腹胀满，食不消，体重，节痛，怠惰嗜卧，四肢不收。有是者脾也。无是者非也。假令得肺脉，其外证面白，善嚏，悲愁不乐，欲哭；其内证脐右有动气，按之牢若痛，其病喘咳，洒淅寒热。有是者肺也。无是者非也。假令得肾脉，其外证面黑，善恐，善欠；其内证脐下有动气，按之牢若痛，其病逆气，小腹急痛，泄如下重，足胫寒而逆。有是者肾也。无是者非也。此皆相参之法也。由是而参之五官，五官其应也。参之五体，五体其应也。参之情志形容，声音臭味，与夫毛发皮肉，经络筋骨，皆其应也。盖应者常也。不应者变也。知其常变，则知其病症矣。知其病症，则知其生克矣。假如色青而得肾证，水生木也；色青而得心证，木生火也。此相生之谓也。又如色青而得肺证，金克木也；色青而得脾证，木克土也。此相克之谓也。

凡相生者顺，相克者逆。色生病者为虚邪，病生色者为实邪，色克病者为贼邪，病克色者为微邪，色病相应者为正邪。太过者病在腑，不及者病在脏。脏腑相乘，可由是而推也。然病症有三因，气色有十法，又当因诊以通其变焉，时日支干，孤虚旺相，亦可按法而合参矣。由是而参之四时气候有异也，参之五方风土有殊也，参之气质强弱不齐也，参之老少盛衰不等也，参之形志苦乐不均也。而况居移气，养移体，合乎七情六淫以为病，故见于形色，发于声音，显于症候，应于脉息者，遂千变万化，种种不同。夫千变万化，种种不同，而究不能出乎四诊之范围者，何哉？盖天以阴阳五行，化生万物。有诸内，必形诸外；隐于此，必显于彼。月晕而风，础润而雨，一本而万殊，万殊而一本也。

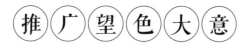

推广望色大意

窃谓脉之理微，色之理愈微，盖有可以意会，难以言传者。然病症不同，气色当异，苟推而广之，扩而充之，触类而长之，则虽难以形容者，亦可以拟议焉。

如风色当青，寒色当黑，暑色当赤，湿色当黄。风令脉缓，寒令脉急，暑令脉虚，湿令脉涩。脉缓者，尺之皮肤亦缓；脉急者，尺之皮肤亦急；脉滑者，尺之皮肤亦滑；脉涩者，尺之皮肤亦涩。脉大者，尺之皮肤亦贲而起；脉小者，尺之皮肤亦减而少气。合色脉皮肤而参观，则风令脉缓者，当色青而皮肤缓；寒令脉急者，当色黑而皮肤急；暑令脉虚者，当色赤而皮肤减而少气；湿令脉涩者，当色黄而皮肤涩。夫如是而风寒暑湿之色，难以形容者，不亦心解矣乎？

不宁唯是，又如喜则气散，怒则气逆，思则气结，恐则气下，悲则气消者，亦可因其气之变，而拟议之也。何也？喜色油然以出，怒色厉然以侮，欲色呕然以愉，惧色薄然以下，忧悲之色瞿然以静也。色者气之华，有诸内，必形诸外也。

更进而推展之，如经言风寒中于人，使人毫毛毕直，皮肤闭而为热，夫皮肤既闭，则其面色亦闭矣。此可因经言皮肤闭，而知其面色闭，又可因病人面色闭，而知其皮肤闭，即可因面色闭，皮肤闭，而知其伤于寒也。伤寒一日，太阳受之，太阳主表，其证头项痛，腰脊强，恶寒无汗。夫恶寒无汗，则其皮肤闭也可知，皮肤闭则其面色闭也又可知，此可因恶寒无汗，而知其面色闭，即可因面色闭而知其恶寒无汗，又可因恶寒无汗而知其头项痛，腰脊强，即可因头项痛，腰脊强，恶寒无汗，而知其太阳病，伤于寒矣。

《伤寒论》云：太阳病，或已发热，或未发热，必恶寒体痛呕逆，斯时也。未发热者，色或惨然而黑，此外寒之色也。已发热者，色或怫郁而赤，此表热之色也。若未得汗，其色当闭，若已得汗，其色当开，若将汗未汗，则色当有闭而欲开之象矣。匪直此也，更可因其赤色之微甚，而知其热之轻重；因其赤色之浮沉，而知其热之进退；因其赤色之散抟，而知其病之聚散；因其赤色之泽夭，而知其症之成败。而凡六部十法，与夫四时五色，莫不可推，伤寒如此，诸病亦然，神而明之，存乎其人，难以笔楮形容矣。

主病条目大意

色自内而达外，已言其相应矣。医从外以知内，当讲夫主病焉，夫相应之与主病，其义一也。其义一，其用二，如湿病色黄，疸病色黄，脾病色黄，此内外相应之理也。万殊之所以一本也。然脾病之黄，不同于疸，疸病之黄，不同于湿，此气色主病之分也。一本之所以万殊也。盖相应者，言其色之同，主病者，辨其气之异，夫色之同者，拟议非难，而气之异者，形容不易。故今条目诸篇，惟集古圣先贤所言者，分录于后，学人不以文害辞，不以辞害意，以意逆志，是为得之，否则如刻舟求剑，胶柱鼓瑟矣。至若病症不齐，气色各异，可以象求，难以言尽，然能熟其提纲，识其部位，参伍诊法，错综病情，虽四海之大，百世之远，万病之殊，皆可因望而知变，因变而知治，大哉，至哉，范围天地而不过，曲成万物而不遗，非岐黄之至圣，其孰能与于斯。

青色主病条目

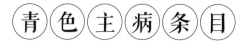

上卷

经云：青黑为痛。夫青者，肝胆之色，亦风木之色也。虽为痛为风，宜以部位诊法参观，然后言其寒热虚实，如鼻头色青者，腹中痛也。青黑甚者，痛甚为挛也。面青而唇口撮者，疼痛方殷也。鼻头色青腹中痛，若冷者，死证也。心痛色苍苍如死状，终日不得太息者，肝心痛也。头痛颊青黄，目眩晕不欲闭，身体沉重，兀兀欲吐者，厥阴太阴为病，痰厥头痛也。腹痛，尿白，爪甲白，面多青，喜热饮，或腹满下利者，寒痛也。腹中作痛，面色乍赤乍青乍白，其痛时作时止，时吐清水者，虫也。色青，脉至长而左右弹者，有积气在心下肢胠，名曰肝痹。得之寒湿，与疝同法，腰痛足清，头痛也。青而闭滞者，痹痛也。环目鼻而青者，筋骨酸痛也。目间青脉见者，胆滞掣痛也。面目青，身痛如被杖，咽喉痛，五日可治，七日不可治者，阴毒之为病也。烦躁如狂，心腹搅痛，头旋欲吐，面目青黑，四肢冷逆者，中砒霜之毒也。中毒，手足面皆青者，时过救之，恐不及也。

眦青者，肝病也。色微苍，嗌干，善悲，善怒，时憎女子，多汗恶风，目下色青者，肝风也。风门青者，风病发搐也。乍赤乍青者，瘛疭也。面青吐沫，卒不知人者，痫也。面青目反视，手足摇者，肝痫也。痫发手足厥冷，偃卧拘急，面青吐沫，声音微小，脉沉细者，阴痫也。病发似癫痫，面色青黄者，食芹得之，蛟龙病也。色苍而爪枯者，肝热也。耳前青者，风也。肝病色青，手足拘急，胁下苦满，或时眩冒，其脉弦长者，可治之证也。

面青，心闷乱，吐逆呕沫，胁痛头眩重，耳不闻人声，偏枯筋急，曲拳而卧者，肝风发也。色青苍白，见于目下，善悲，指爪皆痛，好转筋者，筋虚伤风，为肝虚风也。善怒嗌干，咳则胁下痛，不能转侧，脚下满痛者，筋实伤热，为肝实风也。面目青黑，卒然暗哑不声，踞坐不得，四肢缓弱，遗失便利者，肝虚寒，厉风所损也。面青颊赤者，疟病寒热也。疟病色苍苍然太息者，肝疟也。先头重颊痛，颜青欲呕，身热，热争则腰痛不可以俯仰，腹满泄，两颔痛者，脾热病也。

小儿面青肉冷，目陷干呕，利下如水者，夏月积冷，暴凉加之，而胃气虚弱也。小儿夜啼，面色青白，手足俱冷，不欲吮乳，曲腰不伸者，脾寒也。两颊如青黛者，中恶也。卒然面青气促者，惊怖也。小儿初生，眉青脸赤口撮者，脐风也。小儿上气气逆，面青喘嗽，昼夜不息者，风冷入肺也。面青目瞪者，气喘也。小儿面色时青时白时赤时黑者，险证也。青遮口角者，必难治也。

目下胞青者，胃寒也。青而紫者，恶血也。瘀血上冲，中心闷乱，色青者，死证也。筋痹好悲思，颜色苍白，四肢痿痹，手足拘挛，伸动缩急，腹中转痛者，筋虚极也。色青逆噎，喜恍惚失气，状似悲泣之后，舌强咽喉干，寒热恶风，不可动，不嗜食，苦眩，善妄言者，脉极也。青黑惨暗者，阳气虚也。青白形瘦如柴者，元气衰弱也。青或兼白者，阳虚阴胜也。脉涩面色青者，营气不足也。目下色青者，或多忧惊，或多色欲也。面如尘垢者，少阳病也。咳嗽面青者，肝乘肺也。面青夺色者，久病也。色青脉弦而细，两胁下痛，邪气走心下，足胫寒，胁痛引小腹，善转筋，爪甲枯黑，春瘥秋剧者，肝积之病，男子积疝，女子瘕淋也。

妇人面青者，肝强脾弱，或多怒少食，或经脉不调也。妊娠右目下青者，女胎也。妊娠目上青者，生女又产难也。妊娠沟洫青者，双生也。

无病而青色见于天庭者，将病瘟疫也。青如点染者，晦气时侵也。山根年寿青者，频逢疾病也。面青多言而热者，阴中之阳邪也。面青多言而寒者，阴中之阴邪也。面青不言而寒者死，阴之极也。面青目黄者，必难治也。青白色如拇指大，黡点见于颜颊上者肝病，虽少愈，必卒死也。青黑色如拇指大，黡点见于颜颊上者脾病，虽少愈，必卒死也。青色横于正面者，行尸也。脱色而面苍苍然者，阴阳俱脱，表里相离也。吐泻目陷，睑青如磕伤者，土败木贼也。青色绕耳者，半年损寿也。

劳病青色自发际接印堂者，死在六十日也。劳病青色自发际接印堂至鼻者，死在三十日也。劳病青色自发际至鼻及人中者，死在十七日也。满面色青者，即死也。耳聋百节皆纵，目睘系绝，色先青白，乃死者，少阳终也。痰涎壅极，吞吐不能，呃逆不止，腹胀色青黑者，脾胃气绝也。眼闭不开，躁急扰乱，懊憹，囊缩，色青灰白者，肝脏绝也。面青但欲伏眠，汗出如水不止者，肝绝也。四肢絷习，唇吻反青者，肝绝也。面色青，眼视人不直，数泪出者，肝绝也。真肝脉至，中外急，如循刀刃，责责然，如按琴瑟弦，色青白不泽，毛折乃死者，脉无胃气，金克木也。脾病色黄体青，失溲直视，唇反张，爪甲青，饮食吐逆，体重节痛，四肢不举，其脉当浮大而缓，今反弦急，其色当黄而反青者，此是木克土，为大逆，十死不治，是皆青色之目也。

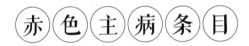

赤色主病条目

经云：赤为热。夫赤者，心与包络小肠之色，亦暑热之色也。然热有表里阴阳虚实之辨，色有浮沉清浊微甚之分，推而言之，则四时六部，亦各不同。如额赤者，上热也。颐赤者，下热也。目痛鼻干面赤者，阳明病也。面赤如醉者，胃热也。两颊微赤，环目鼻而青者，恶寒发热也。面色缘缘正赤者，阳气怫郁在表也。颊赤面青者，寒热往来也。面赤多言而寒者，阳中之阴邪也。面赤多言而热者，阳中之阳邪也。面赤而光

中医临床实用经典丛书（大字版）

望诊遵经

者，上热下寒也。面赤而郁者，下热上寒也。

少阴病，下利清谷，手足厥逆，脉微欲绝，身反不恶寒，其人面色赤者，里寒外热也。伤寒太阳病，得之八九日，如疟状，发热恶寒，热多寒少，面色反有热色者，未欲解也。面赤不退者，邪盛病进也。面赤渐退者，邪解病退也。脉浮而迟，面赤而战惕者，六七日当汗出而解，反发热者瘥迟，迟为无阳，不能作汗，其身必痒也。多唾口燥，寸脉沉，尺脉微，手足厥逆，气从小腹上冲胸咽，手足痹，其面翕热如醉状，因复下流阴股，小便难，时复冒者，当治其气冲也。阳明病，面合赤色，不可攻之，攻之必发热，色黄，小便不利也。先不乐数日乃热，热争则卒心痛，烦闷善呕，头痛，面赤无汗者，心热病也。

伤寒下利，脉沉而迟，其人面少赤，身有微热，下利清谷者，必郁冒汗出而解，所以然者，其面戴阳，下虚故也。肠满善喘咳，面赤身热，喉咽中如核状，右寸阳实者，手阳明大肠热实也。满面色红而气盛者，实热也。面色微赤，或隐或见者，虚热也。颊上赤青唇白者，中风也。面赤目上窜者，风中太阳也。色赤身热自汗口渴，脉虚者，伤暑也。面赤斑斑如锦纹，咽喉痛，吐脓血，五日可治，七日不可治者，阳毒之为病也。

小儿发热，面赤气粗，涕泪交流，四末独冷，鼓栗恶寒者，痘疹也。发热面赤，眼中含泪，指梢冷者，痘也。头痛身热，咳嗽喷嚏，呵欠顿闷，鼻流清涕，面肿腮赤者，疹也。面浮赤，而眼光利射者，狂病也。面赤心下有热，短气息微者，心痫也。痫发身热，自汗，仰卧面赤，牙关紧急，啼叫不已，口吐涎沫，脉象洪数者，阳痫也。痫发，吐吞急叫，面色乍红乍白，悚惕不安，如人将捕之状者，惊而致痫也。面翕然赤，蒸蒸热有汗，胸

上卷

中烦热，洗洗恶寒，翕翕发热者，肝中寒也。小儿夜啼，面赤唇红，身腹俱热，小便不利而烦躁者，心热也。鼻红燥者，脾热也。儿生头面肢体赤若涂丹者，胎赤之病也。

咳嗽病，面赤咽干，痰黄气秽，多带稠黏，频频咳嗽者，热嗽也。太阳红黑，面如桃色者，痢疾也。口干脸赤，五心烦热，痢不止者，中巴豆之毒也。喜寐不知痛处，面赤如醉，下利脓血，其下部孔稷稷然，赤者，䗣疮也。乍赤乍白乍黑者，狐惑也。颧如涂红粉者，腰痛也。身热足寒，颈项强急，恶寒，时头热，面赤，独头摇，卒口噤，背反张者，有汗不恶寒，为柔痉，无汗反恶寒，为刚痉也。年寿赤光者，多生脓血也。肝与肾脉并至，其色苍赤者，当病毁伤也。胃脉搏坚而长，其色赤，当病折髀，其软而散者，当病食痹也。疠风面紫发泡者，病在肝也。年寿目堂赤者，疝气也。兰台庭畔赤如丝者，遗精白浊也。面色唇舌紫黯者，中毒也。颧上起红点如火者，男痔疮，女产厄也。

妊娠左目下赤者，男胎也。妊娠无病，身更轻健，其性多喜，面色加红，左脉大者，男胎也。妊娠准头赤者，必产难也。产后发热，面正赤，喘而头痛者，中风也。色赤焦绝，善怒吓，多汗恶风，甚则言不可快，口色赤者，心风也。面赤翕然而热，悲伤嗔怒，张目呼唤者，心风发也。脉沉而芤，胸满悸，腹中热，上下无常处，面赤咽干，心烦掌中热，甚则唾血，身瘛疭，夏瘥冬剧者，心积之病也。心病色赤，心痛短气，手掌烦热，或啼笑骂詈，悲思愁虑，身热脉实大而数者，可治之证也。色赤而络脉溢者，心热也。面若涂朱者，心火。气满胸中，喘息面赤者，气海有余之病也。色赤，脉喘而坚者，有积气在中，时害于食，名曰心痹，得之外疾，思虑而心虚，故邪从之也。劳倦即头面赤而下重，心中痛，自烦发热，当脐跳，其脉弦者，此为心脏受伤所致也。颧赤舌卷短者，心病也。

赤甚者，血病也。午后色赤如妆者，血虚也。两颧深赤者，阴火上乘，虚损劳疾也。两颧鲜赤，如指如缕者，阴虚也。两颧鲜赤，或作或止者，戴阳也。两颊炎赤者，骨蒸劳痊也。赤而索泽者，气虚也。面赤目白，忧恚思虑，心气内索，面色反好者，不过十日死也。中风面赤如妆者，不可治也。面赤目白喘气者，火克金也。虚极面赤，发喘痰多，身热跌肿，溏泄，脉紧不食者，死证也。人病面上忽见红点者，多死证也。呼吸不相通，五色不华者，魂之损也。茏葱华色者，魂之至也。耳目颧颊皆赤者，死在五日中也。热病汗不出，大颧发赤，哕者，死证也。赤色出于颧，大如拇指者，病虽少愈，必卒死，大气入于脏腑也。肺病赤黑如拇指，点黡见颜颊上者，病虽少愈，必卒死也。神气脱而昏沉不醒，面赤黑者，心绝也。面赤如脂者，心绝也。面赤黑，汗缀如珠者，心绝也。真心脉至，坚而搏，如循薏苡子，累累然，色赤黑不泽，毛折乃死者，脉无胃气，水克火也。肺病身当有热，咳嗽短气，唾出脓血，其脉当短涩，今反浮大，其色当白而反赤者，此是火之克金，为大逆，十死不治，是皆赤色之目也。（稷稷然一作搜搜然）

黄色主病条目

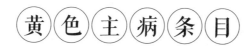

经云：黄赤为风，又云，黄赤为热。夫黄者，脾胃之色，亦湿土之色也。六部十法，咸可交推，五色四时，皆当参究者也。如一身尽疼，发热，身色如熏黄者，湿家之为病也。

面黄发热，身重体痛者，湿在表也。面黄润而微者，湿热也。湿家病，身上疼痛，发热面黄而喘，头痛鼻塞而烦，其脉大，自能饮食，腹中和无病，病在头中寒湿，故鼻塞也。黄而昏滞者，寒湿也。身痛，面色微黄，齿垢黄，爪甲上黄者，黄疸也。黄如栀子者，黄疸也。风湿相搏，食谷即眩，谷气不消，胃中苦浊，浊气下流，小便不通，阴被其寒，热流膀胱，身体尽黄者，谷疸也。黄而昏黑者，女劳酒疸也。目青面黑，心中如啖蒜齑状，大便正黑，皮肤不仁，其脉浮弱，虽黑微黄者，黑疸也。疸病面红黄，口渴，尿赤色亮，身热者，阳黄也。疸病口不渴，面色暗黄，身冷如冰者，阴黄也。疸病面黑黄，作渴腹胀者，难治也。

儿生遍体面目皆黄，其色如金者，苔黄也。一身面目黄肿，其脉沉，小便不利者，里水也。唇黄者，脾病也。色萎黄者，脾虚也。鼻端色黄，腠理开，汗大泄，体痒淫淫如鼠走者，肌痹不已，复感于邪，内合于脾也。风气二池如黄土者，脾伤也。色薄微黄，不嗜食，身体怠惰，四肢不欲动，多汗恶风，鼻上色黄者，脾风也。面黄身体不仁，不能行步，饮食失味，梦寐倒错，与亡人相随者，脾风发也。面黄腹大，喜痫者，脾痫也。痫发面黄腹满，吐利酸臭，时时发搐者，食痫也。色黄而肉濡动者，脾热也。面黄目赤，季胁痛满者，脾热也。喜欠善嚏，清涕出，发热色黄者，中寒也。黄而兼白者，脾胃虚寒也。黄而兼青者，脾虚泄泻也。黄白无泽者，脾肺气虚也。黄而枯癯者，胃病虚热也。黄而色淡者，胃病虚寒也。

腹胀食少，精神倦怠，面黄肌瘦者，虚胀也。黄而虚肿食少者，虚极也。色苍黄，腹筋起，腹胀身皆大，大与肤胀等者，鼓胀也。面黄大便黑，喜忘如狂者，内有蓄血也。凡面黄

中医临床实用经典丛书（大字版）

望诊遵经

者，知其大便难也。一黄一白如蟹爪路者，食积也。安卧色黄，脉小而涩者，不嗜食也。

小儿面黄肿者，积证也。面色青黄，肌肉消瘦，皮毛憔悴，眼睛发眍，腹坚且大，青筋暴露者，疳病之证也。面色乍黄乍白者，疳积也。面黄羸瘦，毛发作穗，鼻痒者，脑疳也。脊骨如锯，拍背如鼓，面黄瘦者，脊疳也。项内有核，便利脓血，羸瘦面黄发热者，无辜疳也。腹胀筋青，面色萎黄，毛焦骨立，好食泥土，乳食不消，身有疮疥者，脾疳也。腹大头细，黄瘦者，丁奚疳也。身瘦面黄，有疮疥，或泻青黄白色，或如垢腻如烂泥者，疳泻也。身热腹大，昏睡面黄，四肢无力，鼻烂汁臭，齿龈生疮，或下利黑血者，小儿疳䘌，腹中有虫也。面目青黄，力乏身痛，唇舌焦干，眉发脱落，腹中切痛，或如虫啮，或如虫行者，虫疰也。腹中块起，按之不见，肿聚往来，痛无休止，五更心嘈，牙关强硬，呕吐涎沫清水，面色青黄，饮食不生肌肤者，虫证也。眼眶鼻下青黑，面色萎黄，脸有血丝几条如蟹爪者，亦虫证也。

面黄唇白者，虚寒泄泻也。色深黄者，伤食吐利也。脉弦浮大而短气，腹部满，胁下及心痛，久按之，气不通，鼻干，不得汗，嗜卧，一身及面目悉黄，小便难，有潮热，时时哕，耳前后肿者，阳明中风之证也。面目悉黄，有潮热者，胃热也。黄而目窠下微肿者，痰饮也。色黄脉大而虚者，有积气在腹中，厥疝之证也。色黄而赤，肾脉搏坚而长者，当病折腰，其软而散者，当病少血，至令不复也。脾脉搏坚而长，其色黄，当病少气，其软而散，色不泽者，当病足胻肿，若水状也。色黄脉浮大而长，心下累累如桃李，腹满呕泄肠鸣，四肢重，足胫肿厥，不能卧者，脾积之证，饥则见，饱则减，膜气与谷争减也。

黄而枯燥者，热伤津液也。黄而昏暗者，津液耗也。天庭黄赤者，上焦热也。脉微面色黄者，卫气衰也。寸口脉微而涩，面色青黄，寒栗咳逆唾腥吐涎沫者，营卫俱微也。鼻头色黄者，胸上有寒也。鼻色惨黄者，脾败也。鼻尖青黄者，其人必淋也。候其鼻准色黄者，知其小便难也。妇人面色如熏黄者，经脉不调也。肥人脉细色黄者，胸上有寒也。小儿初出腹，面目绕鼻口左右悉黄，闭目而啼，聚口撮面，口中干燥，四肢不能伸缩者，其血沮败，肌肉不成，血脉不敛也。黄而膏润者，脓也。黄而夺色者，久病也。久病色黄能食者，内热也。

伤寒太阳病，汗下后，复加烧针，心下痞，胸烦，面色青黄，肤瞤者难治，色微黄，手足温者，易愈也。鼻头山根亮，目眦黄者，病有起色也。脉和其人大烦，目重睑内际黄者，病欲解也。久病面转黄者，病欲愈也。隐隐微黄者，病向愈也。诸病之色，如云彻散者，病将愈，易治也。两眦有黄色起者，病方愈也。承浆黄者，不治之病也。口角黄者，脾绝之候也。肾病黄黑色，黡点如拇指应耳者，必卒死也。

热病喘咳唾血，手足腹肿，面黄，振栗不言者，肺先死，魄与皮毛俱去也。面黄目青，手乱者，邪风在胃，木克土也。面无精光如土色者，脾绝也。面无精光若土色，不受饮食者，四日死也。口目动作，善惊妄言，色黄，其上下经盛不仁者，阳明终也。病者萎黄，燥而不渴，胸中烦实，利不止者，脾胃绝也。真脾脉至，弱而乍疏乍数，色青黄不泽，毛折乃死者，脉无胃气，木克土也。肾病手足逆冷，面赤目黄，小便不禁，骨节烦疼，小腹结痛，气冲于心，其脉当沉细而滑，今反浮大，其色当黑而反黄者，此是土之克水，为大逆，十死不治，是皆黄色之目也。

白色主病条目

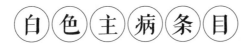

经曰：白为寒。又曰，少热气，夫曰寒，则知其阳衰矣。曰少热气，则知其气少矣。然白者，肺与大肠之色，亦燥金之色也。虽为寒为虚，当按四时五行辨之，六部十法分之，如面色㿠者，寒也。面色青白，鼻尖冷，口气不热者，亦寒也。面色白甚者，皮不仁也。色皏然白，时咳短气，多汗恶风者，肺风也。面白，咳逆唾脓血，上气奄然而极者，肺风发也。色白而毛败者，肺病也。厥心痛，卧若从心间痛，动作痛益甚，色不变者，肺心痛也。肺病色白，身体大寒无热，时时咳，其脉微迟者，可治之证也。色白少泽者，气虚也。面白色枯者，血气俱虚也。脉形如循丝累累然，其面白脱色者，恐怖也。脉浮而面色乍赤乍白者，愧也。

色白夭然不泽，其脉空虚者，血脱也。白而微青，或臂多青脉者，亦血脱也。白而淡黄气不足者，失血也。鼻头色白者，亡血也。面白无血色者，衄血也。色白不泽，气不足者，夺血夺气，脱津液也。妇人面色黄白如鸡皮者，产后夺血也。面无血色，无寒热，脉沉弦者，衄也。面无血色，无寒热，脉浮弱，按之绝者，下血也。面无血色，无寒热，烦咳者，必吐血也。男子面色薄，主渴及亡血，卒喘悸，其脉浮者，里虚也。㿠白浅淡者，非脱血，即心不生血也。男子脉虚沉弦，无寒热，短气里急，小便不利，面色白，时目瞑兼衄，少腹满者，此为劳使之然也。男子面无血色，女子月经不通者，心劳也。淫而夺形，身热，色夭然白，及后下血衃，血衃笃重者，皆逆证也。

妇人产难，面无颜色，气欲绝者，血气上抢心也。妇人饮食减少，面无光色，腹中冷痛，经候不调，吸吸少气无力者，劳冷虚损也。崩中面目脱色，唇干口燥者，虚极乏气也。色白干燥不泽，饮食不为肌肤者，脉热极，血气脱也。色白，脉喘而浮，上虚下实者，有积气在中，喘而虚，名曰肺痹，寒热，得之醉而使内也。饮食不为肌肤，咳脱血，色白不泽，其脉空虚，口唇见赤色者，脉痹不已，复感于邪，内舍于心也。

多涕唾而面浮肿气逆者，咳也。上气面浮肿息肩者，咳嗽气逆也。咳嗽病，面色㿠白，痰多清稀，鼻流清涕者，嗽寒也。呼吸张口短气者，肺痿吐沫也。而以手按之绵软者，气虚有痰也。面上有白点者，虫积也。色白，脉浮而毛，按之辟易，胁下时痛，与背相引，善忘少气，目瞑，皮寒，皮中时痛时痒，如虮缘针刺之状，冬愈夏剧者，肺积之证也。疳劳咳嗽，骨蒸劳热，盗汗泄泻，腹硬如石，面色如银者，不治之证也。

痫病面白，色不变者，病在足阳明太阴也。面白少神，手足逆冷者，胃虚泄泻也。肠鸣腹胀，时复疼痛，所泻澄澈清冷，面色淡白，四肢逆冷者，中寒泄泻也。目上色白者，腹疾也。血少面无色，惊悸盗汗梦遗，甚则心痛咽肿者，曲运神机，心之劳也。肺风之症，视目下鼻上，两边下行至口，色白者，尚可治，若色黄者，为肺已伤，不可治也。风懿病，眼下及鼻人中左右白者，可治，一黑一赤，吐沫者，不可治也。面白夺色者，久病也。

中医临床实用经典丛书（大字版）

望诊遵经

声嘶色脱者，痈疽之逆证也。色夭面脱者，不治之证也。白发印堂，黄发口者，亦不治之证也。病人唇面青黑，及五官起黑色，白如擦残汗粉之状者，虽不病，亦主卒死也。五色口边绕循者，死色也。产妇口边有白色者，死在五七日也。病人面㿠白，直视息肩者，死在一日中也。小肠病，痛剧有定处，喜仰卧舒足，若呃逆脉乱，四肢逆冷，白瘦无神，忽然痛止者，死征也。戴眼反折，瘛疭，其色白，绝汗出者，太阳终也。色灰白，大急大喘，气脱失声者，肺肾绝也。面白目黑者，肺肾绝也。真肺脉至，大而虚，如以毛羽中人肤，色白赤不泽，毛折乃死者，脉无胃气，火克金也。肝病胸满胁胀，善恚怒叫呼，身体有热，而复恶寒，面白体滑，其脉当弦强而急，今反短涩，其色当青而反白者，此是金之克木，为大逆，十死不治，是皆白色之目也。

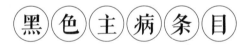

黑色主病条目

经言黑为痛，又言多血少气，盖主痛者，言其病，多血少气者，言其常，且黑者，肾与三焦膀胱之色，亦寒水之色也。虽主痛主寒，当按其部位，审其病情，推之以四时，辨之以十法，如颧与颜黑者，肾病也。色黑齿槁者，肾热也。黑色浅淡者，肾病水寒也。黑甚者，在脉则麻痹，在筋则拘挛也。色黑脉沉而急，脊与腰相引痛，小腹里急，咽肿伤烂，口干，善忘，目晄晄。

骨中寒者，肾积之证，饥则见，饱则减也。色黑脉坚而大者，有积气在小腹与阴，肾痹之证也。骨痹不已，色黑耳鸣者，复感于邪，内舍于肾也。面肿垢黑，腰脊痛，不能久立，屈伸不利，发堕齿槁，腰背相引而痛，甚则咳唾者，骨极虚寒也。面庞然浮肿，脊痛不能正立，其色炲，隐曲不利，多汗恶风，肌上色黑者，肾风也。面黑手足不遂，腰痛难以俯仰，骨痹痛者，肾风发也。

肾病色黑，其气虚弱，吸吸少气，两耳苦聋，腰痛，时时失精，饮食减少，膝以下清，其脉沉滑而迟者，可治之证也。邪热伤肾，面黑黄，耳色不应者，亦尚可治也。耳鸣面黑，尿赤阴疮者，肾劳也。面目干黑，精神不定，不能独卧，目视不明，频频下泪者，肝劳也。面色黧黑，形瘦耳焦，小便浊而有脂液者，下消也。鼻头色微黑者，有水气也。色黑目窠下微肿者，水病也。眼下如烟煤者，痰饮也。面色黧黑，其人喘满，心下痞坚，脉沉紧者，膈间有支饮也。面色惨然青黑者，中寒也。身冷反躁，欲投井中，唇青面黑，渴欲饮水，水入则吐，大便自利，脉或伏，或沉细而疾者，伤寒阴盛格阳也。紫浊者，时疫也。惨黑带紫者，邪气盛也。鼻孔干燥，黑如烟煤者，阳毒热深也。鼻出冷气，滑而黑者，阴毒冷极也。阴毒身重背强，腹中绞痛，咽喉不利，心下坚强，气不得息，呕逆，唇青面黑，四肢厥冷，其脉沉细紧数，身如被打者，毒气攻心，五六日可治，七日不可治也。

黑滞而惊恐不寐者，客邪为害也。黑如烟煤者，中恶腹痛也。耳前黑者，疝痛也。唇舌面色皆紫黯青肿者，中毒也。痫发面黑，直视不摇，如尸状者，肾痫也。血脉不荣，颜色憔悴者，心之经病也。面见青黑斑点者，神气衰也。形枯色灰者，表虚也。身瘦面晦暗如铅色，吐出瘀血色黑，胃脘痛，按之更痛而坚，如咬如焚，食时则痛，食后痛止者，痛在上口，若食时不痛，食后则痛者，痈在下口也。面黄颜黑者，胃病也。小腹满，额上黑，足下热者，黑疸也。额上黑，微汗出，手足中热，薄暮即发，膀胱急，小便自利者，名曰女劳疸，若腹如水状，则不治也。额上昏黑面黄者，亦女劳疸也。

阴黄面色黧黑，冷汗漐漐者，死证也。阳黄黄如烟熏，目神暗青者，死证也。凡黄家，寸口近掌无脉，口鼻冷黑者，皆不可治也。苍黑而枯槁者，血涸也。血凝目下，状如豚肝者，寒厥相遂，为热所壅也。

妇人羸瘦弱甚，肢体烦痛，面目瘀黑，忧恚不乐者，久虚不能食，冷结脐下也。面枯槁而略带黑者，血质有坏而然也。妊娠色暗不开，忽尔明者，欲产也。乍暗乍明者，产难也。妇人眼眶灰黑者，崩中带下也。妇人面黑无颜色，皮肉相连，月经失度，小腹弦急或绞痛至心，两胁肿胀，食不生肌肤者，当病崩中漏下，且腐臭也。

腰痛而面色忽红忽黑者，心肾交争，难治之证也。病人卒肿，其面苍黑者，死证也。面青黑暗，泻血者，死证也。病人面黑，两胁下满，不能自转侧者，死证也。脚气冲心，目额皆黑，恍惚谵妄者，水克火，命难全也。腰脚肿，小便不通，气上喘急，目额皆黑，左尺脉绝者，脚气入肾之死证也。真心痛，面黑四肢厥冷者，旦发夕死，夕发旦死也。脐下忽大痛，人中黑者，死色也。破伤风，头面青黑，眼小目瞪，身汗如油者，邪入于脏，难治之证也。吐泻之后，四肢逆冷，面黑气喘，冷汗自出，外肾搐缩，不省人事者，元气不接，脱阳之证也。面黑直视恶风者，死证也。色泽去，面黑如黧者，手少阴气绝，血先死也。髦色不泽，面黑如漆柴者，手少阴气绝，血先死也。脉不通，血不流，发不泽，面黑如漆叶者，血先死，手少阴气绝也。赤黑色，黯点见颜上，若度年上者，心病少愈，必卒死也。黑色出于庭，大如拇指者，必不病而卒死也。色枯黑，语声不转者，心先死，若天中等分，墓色应之，即死不治也。病人黑气出于天中，下至年上颧上者，死色也。病人黑色出于额上，发际下直鼻脊，及两颧上者，死在五日中也。面黑目白者，肾气内伤也。面黑目青者，肾气内伤，病因留积，八日当亡也。黑色横自三阳者，死在半年间也。面目带黄黑，连耳左右者，年四旬以上，百日死也。额上黑如雾者，死在百日内也。脸上黑如雾者，死在七日内也。人中口吻黑绕者，脾肾绝，七日死也。印堂黑暗，耳门黑气入口者，不治之证也。气黑暗于耳前者，亦不治也。黑掩太阳者，卢医莫救也。黑如湿灰者，扁鹊不治也。

　　气色搏聚凝滞者，病将进，难治也。平人眼下青黑，面色如灰尘者，必病也。眼角或青或黑者，主大病也。气如烟雾者，病欲缠身也。黑滞渐退者，病欲退也。病愈而面色如煤不开者，终不吉也。面黑齿长而垢，腹胀闭，上下不通者，少阴终也。齿为暴枯，面为正黑，目中黄，腰欲折，自汗出如流水者，肾绝之证，四日死也。腹胀闭，不得息，善噫善呕，呕则逆，逆则面赤，不逆则上下不通，面黑皮毛焦者，太阴终也。病人及健人，面忽如马肝色，望之如青，近之如黑者，肝肾绝也。形体如烟熏，直视摇头者，心绝也。鼻如烟煤者，肺绝也。鼻孔黑燥无涕者，肺绝也。环口黧黑者，肾绝也。环口黧黑，柔汗发黄者，脾绝也。耳轮焦黑者，肾绝也。真肾脉至，搏而绝，如指弹石，辟辟然，色黑黄不泽，毛折乃死者，脉无胃气，土克水也。心病烦闷，少气火热，热上撞心，呕咳吐逆，狂语，汗出如珠，身体厥冷，其脉当浮，今反沉濡而滑，

中医临床实用经典丛书（大字版）

望诊遵经

其色当赤，而复黑者，此是水之克火，为大逆，十死不治，是皆黑色之目也。（漆柴之柴，《千金》作叶，齿长而垢之垢，《千金》作枯，宜从之。）

主病条目附识

尝谓气色之于症候也，有有定者，有无定者。主病条目，有定之言也。诊法提纲，无定之论也。知主病之有定，而不通乎法，其失也胶，知诊法之无定，而不究其病，其失也泛，且主病之言虽有定，而合之于法则无定，诊法之论虽无定，而合之于病则有定，病同者，其法同，病异者，其法异，法者有物有则，无体无方，有定而无定，无定而有定者也。是故以千变万化之法，察千变万化之病，病无定，法亦无定，以千变万化之法，察千变万化之证。证有定，法亦有定，夫千变万化之病，形于外者，固有无定之证，而千变万化之证。由于中者，实有有定之义，故以病为有定，而病则因人而无定，以病为无定，而病则因证而有定，证也者，病之著于形色，发于声音，显于症候，应于脉息者也。证定焉，法斯定矣。后之学者，勿执有定之条目，以测无定之病情，当知无定之病情，必见有定之气色，斯有病即有证，有证即有定矣。由是化而裁之，推而行之，则夫主病之条目，增之可也，删之可也。因而损益之，亦无不可也。虽然，病之有色，病之已形者也。色之有象，色之已见者也。已形已见者，可以言定，未形未见者，不可以言定，况有已定而难于形容，未定而难于拟议者，是以提纲易详，而条目难尽也。高明之家，读书而精究其意义，临症而熟察其情形，其所得于观感之间，语言之外者，抑又深于此矣。神而明之，存乎其人。

余著是书，上卷推而言之，故不厌其详；下卷约而言之，故不嫌其简。然详者当约之以求简，简者当推之以求详，若读一句只一句，读一篇只一篇，则详者近穿凿，简者近缺略矣。其自五官以下，条目亦从简者，盖提纲已挈其要领，而条目之见于古书者，皆医所必读，医所必阅，缺之于此，欲其求之于彼也。至若所引圣经贤传，或断章取义，或互文见意，以为辞不颠倒，则义有不显，理不合参，则意有不达，原欲人因是明经，非欲人以是荒经，譬之作文题目，拆开意义自见，不比注解经传，句不可移，字不可减，且经传具在，或不以是为罪乎。

下卷

目分脏腑部位

　　凡观气色，当视精明，精明者目也。五脏六腑之精也。营卫魂魄之所常营，神气之所生也。心之使也。肝之官也。宗脉之所聚也。阴阳之所会也。气之清明者也。《灵枢》曰：五脏六腑之精气，皆上注于目而为之精。精之窠为眼，骨之精为瞳子，筋之精为黑眼，血之精为络，其窠气之精为白眼，肌肉之精为约束，裹撷筋骨血气之精，而与脉并为系，上属于脑，后出于项中。夫筋骨、血气、肌肉者，五脏之所属也。是故以眼分五脏，血络属心，黑珠属肝，白珠属肺，瞳子属肾，约束属脾。赤脉从上下者，太阳病；从下上者，阳明病；从外走内者，少阳病；从内眦始者，阳跷病。瞳子黑眼，法于阴，白眼赤脉，法于阳，阴阳合传而精明也。此脏腑之部，阴阳之分也。由是而观，有形焉，有容焉，有气焉，有色焉。分而论之，所以明其理；合而诊之，所以通其变。形也，容也，气也，色也，无往而非脏腑之征，亦无往而非阴阳之理也。脏腑阴阳，形容气色，有诸中形诸外，要皆以神为本也。寤则神栖于目，寐则神处于心。神也者，视瞻平正，黑白分明，容色精爽，光彩清莹，朗朗然，不可须臾离也，神之昭著于目者盖如此。至若目之五轮，晴之八廓，名虽附于羲黄，实则乖夫体用。殊不知眼科诊目之法，当遵圣人诊目之法，若附会圣人之

法以立法，则附会圣人之法即非法，然则求眼科之法者，其知
所以法乎。

眼目形容提纲

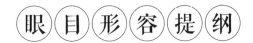

　　诊目形容之法，相士观人贤否，宜识其常，医家论病吉凶，
当明其变。用是考古参今，删繁就简，约而言之，其大纲有四，
以形象察气质，以开阖分阴阳，以目睑辨虚实，以眼珠决死生。
四者既明，而合之气色，参之病情，庶乎其可见矣。以形象言
之，目者，肝之外候也。目大者肝大，目小者肝小，目深者肝
坚，目露者肝脆，目高者肝高，目下者肝下，目偏倾者肝偏倾，
目端正者肝端正，此形象之变，气质之常也。以开阖言之，目
者，阳证也。瞑目者，阴证也。目不合者，气留于阳，目不开
者，气留于阴。目纲筋急而不合者，太阳阳明之筋寒，目纲筋纵
而不开者，太阳阳明之筋热。目圆者阳气绝，目小者阴气亡。口
眼喎斜者，阳明中风。口目动作者，阳明将绝。昏睡露睛者，阴
阳俱不足也。此开阖之变，阴阳之分也。以目睑言之，上睑属
脾，下睑属胃，睑动迟者脾动迟，睑动速者脾动速。上睑气壅
者，脾衰于内，下睑微肿者，水聚于中，目胞肿痛者邪气实，目
眶陷下者正气虚，此目睑之变，虚实之辨也。以眼珠言之，目肿
胀者为实，目陷下者为虚，上视者太阳不足，下视者宗气亏虚，
斜视者，少阳已绝，直视者，少阴已终，目转目运者，阴经之绝
证，目环戴眼者，阳经之死候也。此眼珠之变，死生之异也。盖
察目之形容者，所以辨其脏腑经络也。观目之气色者，所以辨其
寒热虚实也。合形容气色以观之，参声音脉症以辨之，分其脏腑

中医临床实用经典丛书（大字版）

望诊遵经

经络，以审其寒热虚实，庶乎知病之所，而无泛治之虞，不则寒热虚实虽明，而脏腑经络未达，其犹风马牛不相及欤。

眼目气色提纲

凡诊眼目，既察形容，当观气色。夫目者心之符，肝之窍，五脏六腑之精气也。华色者，其荣也。《论疾诊尺篇》曰：目赤色，病在心，白在肺，青在肝，黄在脾，黑在肾，黄色不可名者，病在胸中。此以目色分五脏也。由是而观，有明暗之辨焉，有清浊之分焉，有浅深之异焉。明则神气充足，暗则神气亏虚。清者病在阳，浊者病在阴。浅深者，言乎其虚实也。合而论之，则深而清明者为太过，浅而浊暗者为不及，太过者病在外，不及者病在内。察其气色而言脏腑，察其脏腑而言病症，明暗者言其光彩，清浊者论其气色，气色淡者谓之浅，气色浓者谓之深也。以寒热言之，黄赤者多热气，青白者少热气。以证候言之，黄赤为风，青黑为痛，白为寒，其声色臭味情志变动，与夫部位之生克，色病之从违，皆可以面部相应之法，比例而推也。然面目相应者，固可同断，面目不应者，亦可合观。盖应者其常，不应者其变，知其所以变，则知其所以病矣。经曰：精明五色者，气之华也。赤欲如帛裹朱，不欲如赭；白欲如鹅羽，不欲如盐；青欲如苍璧之泽，不欲如蓝；黄欲如罗裹雄黄，不欲如黄土；黑欲如重漆色，不欲如地苍。由此观之，则目色之欲清明，不欲浊暗，益可见矣。夫清明者，神之着，灵动者，神之用，得神则生，失神则死。神也者，心之精爽也。《左传》云：心之精爽，是谓魂魄，魂魄去之，何以能久，其是之谓乎。（地苍，朝鲜本作"地炭"，见《东医宝鉴》。）

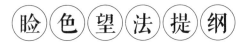

睑色望法提纲

既述睑之形容，当观睑之气色。夫睑者，眼弦也。上为阳，下为阴，左为阳，右为阴，小眦在外为阳，大眦在内为阴，察其色之所见，以言其病之所在，脾胃之候也。《脉经》云：脾之候在睑。以气色言之，青属木，赤属火，黄属土，白属金，黑属水，此脏腑五行之分也。察其泽夭，以知成败，察其浮沉，以知浅深，察其清浊，以知阴阳，察其微甚，以知虚实，察其散抟，以知远近。浮清为外，沉浊为内，视气色而言脏腑，审脏腑而言病症，参之以五色相应之理，其常变可推也。参之以五行生克之理，其顺逆可推也。合气色部位而参之，其相乘之理，又可推也。黄赤为风，青黑为痛，白为寒，皆可比例以相参也。析而观之，合而断之，变化无穷矣。圣人之法，所操者约，所及者广，五官气色，皆当作如是观也。然经言五色决于明堂，又当参伍以通其变焉，合四诊而察之，庶乎其可矣。

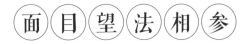

面目望法相参

察目之法，形色既可参观，面目亦当合论。经曰：凡相五色之奇脉，面黄目赤，面黄目青，面黄目白，面黄目黑者，皆不死也。面青目赤，面赤目白，面青目黑，面黑目白者，皆死也。盖不死者，以其有黄色也。死者，以其面无黄色，目亦无黄色也。夫黄者，土色也，犹脉之胃气也。故凡病人，准头印堂年寿及目睑，有黄气明润者，皆为欲愈之候。扁鹊、华佗察声色秘诀云：病人面目俱等者不死，病人面黄目青者不死，青如草兹死，病人面黄目赤者不死，赤如衃血死，病人面黄目白者不死，白如枯骨死，病人面黄目黑者不死，黑如炱死，病人面黑目青者不死，病人面青目白者死，病人面黑目白者不死，病人面白目黑者死。病人面青目黄者五日死，病人面赤目青者六日死，病人面黑目白者，八日死，病人面黄目青者，九日死，病人面赤目白者十日死，此皆相参之法也。详求扁鹊华佗所谓生死者，面目以贵明润而忌枯槁也。其与《内经》有异同者，当以是贯通之。（秘诀面目之色，传写多误，今从宋元校正王氏《脉经》。）

眼目形容条目

　　凡察目之形容，前已述其提纲，今当集其条目。如开目喜见人者，属阳；闭目不欲见人者属阴。瞑目者阳气盛，瞑目者阴气衰。目瞑不得卧者，卫气留于阳，不得入于阴；目闭不得视者，卫气留于阴，不得行于阳。阳病瞑目而动者轻，阴病闭目而静者重。

　　闭目而渴，心下牢者，脉当得紧实而数，而反得沉濡而微者死也。闭目不欲见人者，脉当得弦急而长，而反得浮涩而短者死也。目瞑耳聋，上虚下实者，过在足少阳厥阴也。强上瞑视，唾出若涕，恶风而振寒者，劳风也。目不合，卒口僻者，足阳明之筋急也。目不开，卒口僻者，足阳明之筋纵也。翕翕发热，形如醉人，腹中烦重，皮目眴眴而短气者，脾中风也。眼皮垂下，而不能展上者，因于风湿，将有半身不遂之患也。眼畏光不能开者，眼内发热也。中风，眼合鼻鼾者，不治之证也。目闭而青，时小惊者，痫候也。

太阳病，脉浮紧，无汗发热，身疼痛，八九日不解，发烦目瞑，剧者必衄，衄乃解也。视而时瞑，非开目者，衄之常候也。脉浮大上关上，但欲眠睡，目合则汗者，三阳合病也。脉微细，但欲寐者，少阴病也。热病身重，骨痛耳聋，而好瞑者，病在骨也。目不合者，目气不营，阴跷病也。目瞑直视，毛焦面黑者，阴气绝也。目涩欲睡者，肝绝也。厥不知人，目合，爪甲青者，肝绝也。目正圆者，痓病之死证也。目正圆，手撒，戴眼者，太阳绝也。病痈疽，眼小，白珠青黑者，逆证也。

昏睡露睛者，脾胃虚极也。口眼㖞斜者，风中经络也。睑涩嗜卧者，脾病也。睑浮肿者，脾虚不健运也。上睑肿者，脾气热也。目下肿者，水在腹也。目下有卧蚕，面目鲜泽，脉伏，消渴者，病水也。目窠下微肿，如新卧起之状，颈脉动，时咳者，风水也。面目肿大，有热者，风水也。诸有水者，微肿先见于目下也。眼胞肿，十指头微肿者，久咳也。眼胞忽陷者，五脏绝也。目眶陷者，阴阳竭绝也。目眶陷，视不见人，真脏脉见，顷刻而死，若能见人者，至所不胜之日时而死也。

眼眶烂者，风也。婴儿目胞边赤烂痛痒难睁者，胎中蕴热，生后上攻也。眦疡者，燥火流行而目病也。目赤肿痛者，岁火盛行而目病也。目生翳膜胬肉者，外障也。黑珠胀起者，肝气郁滞也。疳病白膜遮睛，或泻血黄瘦者，肝疳也。目肿，腹胀泻利青白者，疳在内也。眼珠脱出，或不动，或脱落者，风毒也。疠风目先损者，病在心也。目如脱，喘咳上气者，肺胀也。目如脱状，虚而满喘，咳逆倚息，其脉浮大者，亦肺胀之证也。吐泻，目陷睑青者，土败木贼也。目内陷者，死证也。

先不乐，头重痛，视举目赤烦心者，癫疾始生也。目不明，上视喜阳者，痫证也。喜反目上视者，亦痫证也。目反，四肢不举者，膈痫也。上视者，太阳不足也。戴眼瘈疭，色白绝汗出者，太阳终也。戴眼足不可屈伸者，足太阳气绝也。头倾视深者，精神将夺也。平人忽然眼垂下视者，寿不永也。视下言徐者，无守气也。目眶陷，目系倾，汗出如珠者，阳绝也。病人目系倾者，七日死也。身热目时直视，或视不精者，痫候也。瞳子卒大，黑如常者，亦痫候也。目正直视，腹大者，牛痫也。病肺疟，其人语声本雄烈，忽尔不亮，拖气用力，方得出言，呼与语，直视不应者，此肺病声音之候，势不久也。

目精脱，恍惚者，阴结阳绝之死证也。热病瞳子青小，爪枯发堕身涩，齿挺而垢，面厚尘黑，咳而吐血，渴欲数饮，且大满者，五脏绝也。息肩回视，目亭亭者，二日死也。直视不回，息肩者，一日死也。两目回回直视，息肩者，心绝，一日死也。息肩回视，心绝者，立死也。直视摇头者，心绝也。阳反独留，形体如烟熏，直视摇头者，心绝也。狂言，目反直视，溲便遗失者，肾绝也。直视谵语喘满者死，下利者亦死也。目多直视，视不转睛者，五脏俱绝也。睛定不转者，神亡之候也。伤寒吐下后不解，不大便五六日，至十余日，日晡所发潮热，恶寒，独语如见鬼状，若剧者，发则不识人，循衣摸床，惕而不安，微喘直视，脉弦者生，涩者死。微者，但发热谵语者，有燥屎也。额上陷，脉紧急，汗出，直视不能眴，不得眠者，衄家亡血，复发汗，阴阳俱虚也。

目眩转者，邪入于脑，目系急也。目瞑眩转者，三阴绝，志先死也。目运者，目系转，志先死，五阴气俱绝也。口目动作，善惊妄言，色黄，其上下经盛不仁者，阳明终也。耳聋百节皆纵，目睘系绝者，少阳终也。瞳子高者，太阳不足，戴眼者，太阳已绝，此决死生之要也。至若悲哀动中而泣出者，五脏皆摇也。泣出不止者，液道开也。见风泣下者，风中目也。瘦人泣出者，风中阳明也。喘咳寒热，背痛腰疼，目泣自出者，膈上痰满也。目赤热痛者，流泪则轻，成脓则重也。目视而不见人，泣出如水不止者，肝绝也。初生赤子，泣而无泪者，死证也。若夫瞳仁，处暗则大，处明则小者，是隔帘舒缩之常，非疾病之变也。其或处暗不大，处明不小，则精神亦病焉，可比例交参也。此皆目之形容也。

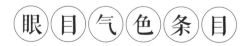

眼 目 气 色 条 目

既述目色之提纲，当集目色之条目，谨按《金匮要略》云：目色青为痛，色黑为劳，色赤为风，色黄者便难，色鲜明者有留饮。此固目色之要略也。然析而论之，又各不同，如白珠色赤者风也。目赤从内眦始者，阴阳二跷之病也。目色淡红者，虚热也。伤寒厥逆，目脉赤，睛不慧者，热多厥少也。面赤目脉赤，独头摇，卒口噤，背反张者，痉也。少阳中风，两耳无所闻，目赤，胸中满而烦者，不可吐下，则悸而惊也。病者脉数无热，汗出微烦，默默但欲卧，初得之三四日，目赤如鸠眼，七八日四眦黑，若能食者，内痈之脓已成也。

眼如醉眼而含泪，发热腮赤，指梢冷者，痘疹也。伤寒目眦红者，将发疹疡之兆也。疳病上攻于眼，时痒赤烂，眼胞肿疼，白睛起膜，不时流泪，闭目羞明者，眼疳也。白珠色鲜明者，有留饮也。眼白失色者，胆蒸也。目色及目眦胬肉，爪甲俱白者，血亏也。目下有卧蚕，面目鲜泽，脉伏者，病水而消渴也。面赤目白者，忧恚思虑，心气内索也。面黑目白者，肾气内伤，病因留积也。肝先病，目则为之无色，肝前死，目则为之脱精者，神气先衰也。白珠色青者痛也。面目青，身痛如被杖，咽喉痛者，阴毒也。面黄目青者，风入胃，胆气泄也。面目爪甲皆青，眼生眵泪，摇头揉目，眼涩难睁，腹大筋青，羸瘦烦渴，粪青如苔者，肝疳也。白珠色黄者，小便难也。面赤目黄者，心主所生病也。目黄善笑者，心所生病也。肥人目黄者，风热在阳明也。伤寒发汗已，身目为黄者，寒湿在里不解也。尺脉浮，目睛晕黄者，衄未止也。目晕黄，去而慧了者，知衄今止也。外感目色若赤若黄者，邪已传里也。白睛淡黄者，脾虚泄利也。目黄如金者，将发黄也。目黄且浊如烟熏者，黄疸湿甚也。目老黄色者，湿热也。黄如橘明者，黄疸湿热也。面黄、目黄、溺黄、齿垢黄、爪甲上黄者，黄疸也。目黄白，目胞肿者，谷疸也。目淡黄色者，积聚也。目黄青紫，脉芤者，瘀血在胸中也。妇人眉低眼皱，目色微黄，其脉阴搏阳别者，妊子也。病人目黄而大烦，脉不和者，其病为进，以其邪胜也。

黑珠纯是黄色者，凶证也。白珠色黑者，劳也。五劳虚极羸瘦，腹满不能饮食，肌肤甲错，两目黯黑者，内有干血也。

目黑颊赤者，痰也。目黑面黄者，四肢痿痹也。面白目黑者，荣华已去，血脉空索也。瞳子内不见黑莹，或红紫，或青白者，血贯瞳仁，目病而人不久也。瞳仁变绿者，绿水灌瞳仁，难治之症也。瞳黄唇白，面红中有青点者，中风之先兆也。瞳仁或微黄，或淡白者，肾虚也。瞳仁或散大，或集小者，皆肾虚也。瞳仁散大，左右不均者，中风极险之证也。病者瞳仁渐散渐大，不能舒缩，视一物见两形，手足摇颤，面色青白，身出冷汗，二便遗泄，不省人事者，死证也。瞳仁无光彩，发黄者，肾气不足也。晚视不见，瞳子如金色者，名曰黄风，不治之证也。瞳仁黑减，或停滞不活者，目将坏也。目无精光，牙齿黑者，瘰疬不治之候也。目无精华者，肾精枯涸也。羸瘦气少无力，身无膏泽，眼无精光，立不能定，身体苦痒者，精极也。眼目青盲者，精不灌目也。目无神者，寿促之征也。目无光者，命绝之候也。目光晦暗者，此为神短，病死之候也。目光清莹，了了分明者，此为神足，不病之候也。若夫寒热瘰疬，反其目视之，中有赤脉，上下贯瞳子，见一脉，一岁死，见一脉半，一岁半死，见二脉，二岁死，见二脉半，二岁半死，见三脉，三岁死，其赤脉不下贯瞳子者，可治也。此皆目之气色也。

望舌诊法提纲

盖闻道原于天，而具于心，心者生之本，形之君，至虚至灵，具众理而应万事者也。其窍开于舌，其经通于舌，舌者心之外候也。是以望舌，而可测其脏腑经络寒热虚实也。约而言之，大纲有五：一曰形容，二曰气色，三曰苔垢，四曰津液，五曰部位，五者分论，则其体明，五者合观，则其用达矣。

由是察其形容，舌常有刺也。无刺者，气衰也。刺大刺多者，邪气实，刺微刺少者，正气虚。舌常无纹也，有纹者，血衰也。纹少纹浅者，衰之微，纹多纹深者，衰之甚。舌肿者，病在血，舌痿者，病在肉，舌偏斜者，病在经，舌缺陷者，病在脏，舌战动者，病在脾，舌纵舌缩者，病在心，舌裂舌烂者，病在脉，舌卷舌短者，心肝之证候，舌强舌硬者，心脾之病形，弄舌者，太阴之形症，啮舌者，少阴之气逆，诸太过者病在外，诸不及者病在内，此皆形容之目也。

由是观其气色，舌赤者，心之正色也。深赤者为太过，淡红者为不及。深而紫者，血分热；淡而白者，气分寒；深青者，瘀血疼痛；淡黑者，气血虚寒；深赤而黑者，热极；淡白而青者，寒深。诸色浅者正虚，诸色深者邪实。明润而有血色者生，枯暗而无血色者死。此皆气色之目也。由是视其苔垢，舌常有苔也，无苔者虚也。苔垢薄者，形气不足，苔垢浓者，病气有余。白苔者病在表，黄苔者病在里，灰黑苔者，病在少阴。苔色由白而黄，由黄而黑者，病日进；苔色由黑而黄，由黄而白者，病日退。此皆苔垢之目也。

由是审其津液，滋润者其常，滑涩者其变。滑为寒。寒有上下内外之辨；涩为热，热有表里虚实之分。此皆津液之目也。

由是分其部位，手少阴通舌本，足少阴挟舌本，足厥阴络舌本，足太阴连舌本，散舌下。舌本在下，舌尖在上，舌中为内，舌边为外。左病者应在左，右病者应在右，而凡形容之变，气色之殊，与夫苔垢之分，津液之辨，皆可以是推之，此部位之目也。

下卷

夫然后举夫五者之大纲，以参究五者之细目以合观，化而裁之，推而行之，其理无穷，其用不尽矣。虽然五者之用，固在通变，而五者之变，又在求神。神也者，灵动精爽，红活鲜明，得之则生，失之则死，变化不可离，斯须不可去者也。是又五法之本也。他如诸书之条目，选录于后篇，学者合五法而察之，参四诊而治之，庶乎其不悖矣。

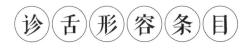

诊舌形容条目

凡察舌之形容，前已述其提纲，今当集其条目。盖舌者心之苗，心者身之主，故观舌之形，可诊身之病也。舌有形容，可分脏腑；色有浅深，可辨虚实。然脏腑之病症，皆有虚实之分，则形容之气色，当有浅深之辨。诸书谓满舌黑苔而生大刺，干燥底红者，实热也。舌生芒刺者，结热甚也。舌上无刺而津润者，中寒也。舌赤而胀大满口者，少阴阳明之热也。舌下肿出如舌者，重舌也。舌忽肿而木硬者，木舌也。舌肿满口溢出如猪胞，气息不得通，或硬如木石者，血壅气滞也。舌赤而有重舌者，热入心胞也。舌赤肿满不得息者，手少阴热甚而血壅也。舌肿大者，或因热毒，或因药毒也。舌紫且肿厚者，酒毒上壅也。耳干舌肿，下血不止，脚浮者，六日死，足肿者，九日死，肾绝也。耳干舌肿，溺血大便赤泄，足肿者，肉绝九日死，胃绝五日死也。

舌赤而出血如衄者，热伤心胞也。声乱咽嘶，舌痿声不得前者，厥而脉紧，误发其汗也。咳止利不休，胸如虫啮，粥入则出，小便不利，两胁拘急，喘息为难，颈背相引，臂则不

中医临床实用经典丛书（大字版）

望诊遵经

仁，谷气多入，口虽欲言，舌不得前者，除中也。舌红而痿软难言者，心脾虚也。心清语涩，舌软无力难言者，营卫不足也。腹满，舌痿黄燥，不得睡者，属黄家，言其发黄也。舌红而干痿不能言者，死证也。舌红而干痿能言者，因症治之，或可救也。病人身寒，口吐涎沫，舌即难言者，邪入于脏也。舌无苔而黑瘦者，津枯血燥也。

舌痿，人中满，唇反者，足太阴气绝，肉先死也。面目相引，口偏着耳，牙车急，舌不得转者，风中血脉也。舌偏语涩，口眼㖞斜，手足不遂者，偏风也。舌偏斜者，左瘫舌向左，右瘫舌向右也。舌形沿边缺陷如锯齿者，脏气虚怠，不治之症也。热病舌难伸出，伸则频振，语言不清者，正气虚弱之险症也。舌纵涎下，烦悗者，足少阴之证也。痫病喜扬目吐舌者，羊痫也。舌出不能收，及不能语者，心绝也。吐舌伸长而收缓，面红烦躁，口渴溺赤者，心经有热也。发热口噤，临死舌出数寸者，女劳复，阳气虚也。阴阳易，舌出数寸者，死证也。舌出数寸者，产后与中毒，大惊之候也。小儿病舌出不能收者，心气散也。

舌本缩，口噤唇青者，小肠腑寒也。言声忧惧，舌本卷缩者，木克土也。舌形灰色，渐干缩者，死证也。舌卷缩如丹，咽唾不得，足踝小肿者，肉绝也。热病舌赤碎烂如蚕蚀者，少阴证也。舌赤裂而生疮者，手少阴之邪热也。舌上生疮，裂破引唇揭赤者，心脏热也。口舌生疮糜烂者，心脾二经之蕴热也。口舌生疮咽肿者，膀胱之热未已也。口舌生疮者，上焦之热也。舌黑而中烂者，不治之证也。热病，舌本烂，热不已者，死证也。颧赤，舌卷短者，心病也。舌卷，而烦满囊缩者，厥阴病也。喉痹舌卷，口干烦心，心痛，臂内廉痛，不可及头者，邪客于手少阳之络也。舌卷不能言者，手少阴之经病也。语声忧惧，舌本卷缩，嗔喜无度，惛闷恍惚胀满者，脾寒受风也。唇青舌卷，卵上缩者，足厥阴气绝，筋先死也。中热嗌干，善溺心烦，甚则舌卷，卵上缩者，厥阴终也。汗出不流，舌卷黑者，心绝也。吐舌下卷者，死证也。霍乱，舌卷筋缩，卵阴入腹者，难治也。腰痛引膺，目𥆧𥆧然，甚则反折不能言者，昌阳之脉，令人腰痛也。热病舌干黑而短者，厥阴热极也。

舌本强，食则呕者，足太阴之病也。舌强难言，神气不清者，中风之证也。舌强不能言者，手少阴病也。奄忽不知人，喉中噫噫然有声，舌强不能言，发其汗，身转软者生，汗不出，身直者，七日死，风懿之候也。小儿撮口脐风，舌强直者，死证也。咽嗌不能言，邪结在舌根者，死证也。膈偏枯，男子发左，女子发右，不喑舌转者，可治也。舌红而战动难言者，心脾虚也。失音不能言者，二日半死，阴阳俱绝也。舌木硬者，厥阴病也。舌红而强硬失音者，死候也。弄舌摇头者，痫候也。舌在口中，时时摇动，唇焦舌干，烦热便秘者，名曰弄舌，心脾热也。小儿面黄肌瘦，弄舌者，疳也。弄舌者，脾脏虚热也。舌黑烂而频欲啮者，必烂至根而死也。啮舌者，厥气逆走上，少阴之脉气辈至也。舌色灰黑，时时自欲啮舌者，少阴气逆之死证也。此皆诊法之条目，论舌之形容也。

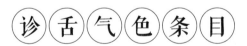

诊舌气色条目

诊舌之法，既讲形容之条目，当集气色之条目。夫舌者心之官，色者心之华，心生血而属火，色赤而主舌，是赤者，舌之正色也。故察舌色之变，可知病症之殊也。舌有赤白青黑之色，可分脏腑寒热，色有浅深明暗之辨，可判虚实死生，推而论之，如赤为热，赤之浅者，虚热也。赤之深者，实热也。青为寒，青之浅者，虚寒也。青之深者，实寒也。明润而或赤或青则生，枯暗而或赤或青则死，明润之深者，虽病重而可生，枯暗之浅者，虽病轻而当死，合之形容，亦可知其脏腑也。

诸书谓舌红紫者，热也。舌淡白者虚也。舌赤而鲜艳者，病在血分也。舌中见红赤点，目色黄，头汗，小便不利者，将发黄也。舌见紫斑，身体疼痛，恶寒发热，腮赤者，将发斑也。舌上赤裂，大渴引饮者，上消之证也。三消病，热甚饮多，舌紫干者，病久则发痈疽而死也。舌赤起紫泡者，手少阴之热证也。舌纯红露黑纹数条，而苔滑者，水乘火位，寒证也。舌淡红，中见紫黑筋数道者，厥阴之寒证也。

舌灰黑无苔，脉沉迟者，直中三阴也。舌无苔垢而色变者，虚也。舌白无苔而明淡，外证热者，胃虚也。舌白唇白者，或流血过多，或脾有病也。舌白唾血者，脾蒸也。舌上青黑无刺，而津润者，中寒也。舌无苔而冷滑者，少阴之寒证也。舌黑少神而润滑者，虚寒也。舌黑无苔而燥者，津液受伤，虚阳上越也。热病口干舌黑者，死证也。舌变棕黑色者，热病将死也。热病七八日，其脉微细，小便不利，暴加口燥脉代，舌焦干黑者，死证也。

唇舌紫黯青肿者，中毒也。舌见纯紫色者，酒毒也。唇青舌黑如猪腰者，九死一生也。舌上无苔，如去油腰子者，亡津液，不治之证也。疳病耳边有青脉，舌上有焦点者，不治也。疳渴饮水不止，舌黑者，死证也。舌肿黑者，心火极也。舌见蓝色者，微可治，深必死，肺气伤也。

妊娠面舌俱带白者，寒证也。妊娠舌色太赤者，热入血分，恐胎堕也。产妇面舌俱赤者，母子俱生也。产妇面舌俱青，口中沫出者，母子俱死也。产妇面赤舌青者，母活子死也。产妇面青舌赤，口中沫出者，母死子活也。产妇面舌俱白，证逆色夭者，血气俱虚，亦死证也。产后舌紫黑者，血先死也。

病人胸满，唇痿舌青口燥，漱水不欲咽，无寒热，脉微大来迟，腹不满，其人言我满者，有瘀血也。若夫跌仆而舌青黑者，瘀血内蓄也。痘疹而舌青黑者，疫气内陷也。痈疽而舌青黑者，毒气内攻也。中寒而舌青黑者，邪气入脏也。发斑而舌青黑者，胃烂也。痢疾而舌青黑者，胃腐也。赤子初生时，舌如猪肝者，死证也。舌纯黑者，无不死也。此皆舌色之条目也。辨其色之明润枯暗，可判其病之顺逆吉凶也。

诊舌苔垢条目

既述舌色之条目，当集舌苔之条目。夫苔因病生，病以苔著，察色而不观苔，究难辨其虚实，观苔而不察色，安能测其盛衰？且三因百病，莫不有苔，则亦莫不可验，岂特伤寒而已哉？然稽诸古昔，惟伤寒家言之，以为伤寒舌上有苔者，必由润而燥，由滑而涩，由白而黄，由黄而黑，甚至焦干，或生芒刺，此邪气传里，由浅入深之证也。如舌有白沫白涎，头项强痛者，太阳病也。白屑满舌，身热目痛鼻干不得卧者，阳明病也。舌苔白滑，胸胁痛而耳聋，或寒热往来，口苦咽干目眩者，少阳病也。舌上白苔，胁下硬满，不大便而呕者，阳明

中医临床实用经典丛书（大字版）

望诊遵经

病，柴胡证也。白苔干厚，恶寒体痛者，表未解也。湿家下早则哕，或胸满，小便不利，舌上如苔者，以丹田有热，胸上有寒，渴欲得水，而不能饮，则口燥烦也。心中懊恼，舌上苔者，邪客胸中也。舌上白苔，烦躁，脉数实，六七日不大便者，其后必便脓血也。舌苔白而湿，湿而厚者，身发小热也。如结胸状，饮食如故，时时下利，寸脉浮，关脉小细沉紧，名曰脏结，舌上白苔滑者，难治也。脏结无阳证，不往来寒热，其人反静，舌上苔滑者，不可攻也。苔白而黄者，邪将传里也。舌苔中黑，边白而滑，恶寒脉微弱者，表里虚寒也。舌苔中见灰黑色两条，症见三阴者，邪传入里也。两感一二日，舌苔中黑边白者，不治之症也。苔白而舌根俱黑，汗后脉躁者，死证也。

舌苔初微黄，次深黄，甚则焦黄，身热汗自出，不恶寒，反恶热者，阳明病，胃家实也。舌上黄苔，双垂夹见，手足濈然汗出，潮热谵语者，正阳阳明也。苔黄燥，不大便而潮热谵语，手足濈然汗出者，胃腑实热也。病者腹满，按之而痛，舌黄，未下者下之，黄自去也。苔黄而滑，目黄，头汗出，齐颈而还，小便不利者，身必发黄也。苔黄舌中有斑，体疼发热，腮赤者，身已发斑也。苔如姜黄色，及松花色，津润而冷，或腹痛吐利者，阳衰土败也。

苔黄中有小黑点，腹满嗌干者，邪传太阴也。黑晕两条而中灰色，口燥舌干者，邪传少阴也。苔黑舌干而短，烦满囊缩者，邪传厥阴也。舌中苔黑而干者，邪传少阴，热甚津枯也。苔如黑，软润而滑者，水克火，寒症也。苔黄黑，症见不足者，元气大亏也。舌心焦黑，质地红活，不大便而潮热谵语，手足濈然汗出者，邪并于胃，即可下也。舌根起黑苔，咽不结者，可治也。舌根起黑苔，咽结者，不可治也。舌根起黑苔，瓣底黑者，必死不治也。两感一二日，舌见黑苔者，死证也。黑色连地而灰黯无神者，败证也。

妊娠病热，苔黄而焦，胃家实者，泻其实所以安其胎也。此集伤寒之论苔者，宜合病症而察之也。其他舌苔干涩如雪者，脾热也。舌苔黄黑，小腹胀痛，小便自利者，有瘀血也。小儿初出腹，舌上有白屑如米，剧者口鼻亦有之，此由胞胎中受谷气盛，所谓鹅口者也。是皆舌苔之条目也。愚谓舌色深赤者，邪气实，舌色淡红者正气虚，舌深赤，苔薄而滑者，正胜邪，舌淡红，苔厚而涩者，邪胜正。舌深赤而明润，苔厚而燥涩者，形气病气俱有余，舌淡红而枯暗，苔薄而冷滑者，形气病气俱不足也。顾前人独言其苔，后学当察其色，参之五法，合之四诊，则凡黄白灰黑之苔，莫不有寒热虚实之辨，即杂病亦有可验者，非特伤寒而已也。《金刚经》云：如来常说，汝等比邱，知我说法如筏喻者，法尚应舍，何况非法。然则学斯法者，取其精华，去其糟粕，胸中有一定法，无一成法，庶几其有法欤。

诊舌津液条目

既集舌苔之条目，当集津液之条目。夫肾主津液，内溉脏腑，经系舌本，外应病症。故察津液之多少，可知肾气之盛衰；察津之滑涩，可知病气之寒热。由是而言，有因外寒而滑者，有因内寒而滑者，有因虚热而涩者，有因实热而涩者。诸书谓舌上白苔而腻滑，咳逆短气者，痰饮也。咳而口中有津液，舌上苔滑者，肺寒也。脉阴阳俱紧，口中气出，唇口干燥，蜷卧足冷，鼻中涕出，舌上苔滑，勿妄治也。到七八日来，其人微发热，手足温者，此为欲解。到八日以上，反大发热者，此为难治。设使恶寒者，必欲呕也。腹内痛者，必欲利也。舌上无苔而冷滑，脉微恶寒，身蜷而卧者，少阴中寒也。脏结舌上白苔滑者，难治也。

两臂不举，舌本燥，善太息，胸中痛，不得转侧，食则吐而汗出者，肝中寒也。舌无苔而干燥者，肾脏不足，津液虚竭也。舌苔中心黑厚而干者，谓之焙舌，邪传少阴，热甚津枯也。恶寒发热，而津液如常者，邪在太阳之表也。白苔干厚，无汗恶寒，身疼痛者，表未解也。热病五六日，口燥舌干而渴者，少阴病也。舌干咽肿，上气嗌干及痛，烦心心痛者，病在足少阴也。嗌干口渴，苔不滑而涩者，邪传厥阴也。津液干燥，舌上苔者，表邪传里也。舌焦唇槁，腊干嗌燥者，腠理闭，汗不出也。伤寒吐下后，七八日不解，时时恶风，大渴，舌上干燥而烦，欲饮水数升者，热结在里，表里俱热也。渴欲饮水，口干舌燥者，热在里而耗其津液也。

黑刺破裂而干燥者，热甚而津涸也。舌灰黑中有干刺，咽干口燥者，热结在少阴也。满舌黑苔而生大刺，干燥底红者，实则可下之证也。伤寒十一日，舌干已而嚏者，少阴病衰也。下痢舌黄燥而不渴，胸中实，下不止者，死证也。腹满口干舌燥者，肠间有水气也。舌中黑无苔而燥者，津液受伤，虚火用事也。此集诸书之言津液者，愚谓舌色淡红，苔薄而滑者，内寒也。舌色深赤，苔厚而滑者，外寒也。苔薄而涩，舌淡红者，虚热也。苔厚而涩，舌深赤者，实热也。然正虚者，邪气有有无之辨，邪实者，正气有盛衰之分，宜合之五法，参之四时，庶不至虚虚实实，损不足而益有余矣。第察舌之时，病人宜诊而后食，则苔之厚薄易分，诊而后饮，则苔之滑涩易辨，至于干黑之舌，又当以蜜拭苔垢，然后视其形色，红赤者可治，青黑者不可治，亦望舌之所宜知也。若夫部位之分，或因形色，或因苔垢，或因津液，可以类推，故不复集。

诊口形容提纲

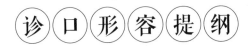

闻之舌以舒卷为用，口以开阖为用，各一其阴阳也。且口者脾之窍，心之外户也。《难经》七冲门，谓唇为飞门，齿为户门，以其开阖运动，声音从口出，饮食从口入，四通五达，为脏腑之冲要也。察之之法，盖有十焉，曰张、曰噤、曰撮、曰僻、曰振、曰动、曰颏落、曰口㖞，由是分其燥湿，辨其寒热，其为病亦可见矣。何言之？张则开而不闭，噤则闭而难开，撮则上下有蹙聚之形，僻则左右有缓急之状，振者寒栗鼓颔，急急摇振，动者开阖其口，频频运动，颏落者似张，而颏不能阖，口㖞者似动，而㖞不频开，燥由津液之干，湿属唾涎之滑，是故张主虚，噤主实，撮为邪正交争，正气衰而邪气胜，僻是经筋相引，急为正而缓为邪，振乃阳明之虚，动缘胃气之绝，颏落者，颊车不收，病在阳明之脉，口㖞者，肾脏将败，病达胃腑之经，是皆口之形容也。然形容虽有燥湿之分，燥湿亦有虚实之辨，故燥虽属热，湿虽属寒，而上下表里不同，脏腑阴阳亦异，苟不合之四诊，参之五官，则知其燥而不知其所以燥，知其湿而不知其所以湿，将治热而热不除，疗寒而寒不退，其不倒行逆施也者几希，若夫口之五色著于唇，口之五味详于问，又当参伍相证焉，庶乎

中医临床实用经典丛书（大字版）

望诊遵经

体益明而用益达矣。他如浸淫疮，从口流向四肢者可治，从四肢流来入口者不可治，推而论之，即痘疮、广疮，及诸痛疮疡，其顺逆亦犹是也。

诊口形容条目

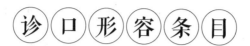

　　既识口之提纲，当知口之条目。如书云，目瞪口开，两手舒展，若惊怖之状者，大惊卒恐，气血分离也。呼吸张口短气者，肺痿吐沫也。痫病张口摇头马鸣，欲反折者，马痫也。肉热口开舌破，咽塞声嘶者，心脏实，为阳毒所侵也。口张生疮者，小肠伤热也。发热恶寒，身重而疼痛，其脉弦细芤迟，小便已，洒洒然毛耸，手足逆冷，小有劳，身即热，口前开板齿燥者，太阳中暍也。脱肉又卧，口欲得张，时时手足青，目瞑瞳仁痛者，此为肝脏受伤所致也。肺病言音喘急，短气好唾，热而狂，闭目，悸，言非常所说，口赤而张，饮无时度者，热伤肺，火克金，不治，若面赤鼻不欹，可治也。中风口开者，心绝也。痉病目瞪口开，神昏不知人者，死证也。病人口张者，三日死也。鼻口虚张短气者，肺绝也。口张但气出不返者，肺绝，三日死也。病人口张开者，心先病也。病人脉绝，口张足肿者，五日死也。口如鱼口，不能复闭，气出多不返者，死证也。口如鱼口，不能合者，脾绝也。目瞪口呆，势危者，必绝也。神脱口开，天柱倾敧者，死证也。

　　口噤难言者，风痉也。言迟者，风也。牙关紧急，口合不得开者，风寒中于阳明也。太阳病，无汗而小便反少，气上冲胸，口噤不得语者，欲作刚痉也。胸满口噤，卧不着席，脚挛急，必齘齿者，痉之为病也。产后发疾口噤，倒闷吐沫，瘛疭，眩冒不知人者，卒中风也。口不能言者，肝风之候也。卒不能语，口噤，手足不遂而强直者，风痱也。烦闷无知，口沫出，四体角弓，目反上，口噤不得言者，风眩发，大人癫，小儿痫，其实一也。神昏卒倒，口噤不语者，中恶尸疰之候也。伤寒五六日以上不解，口噤不能语，惟欲饮水者，热在胸中，为坏伤寒也。诸乘寒，郁冒不仁，口急不能言，战而栗者，胃无谷气，脾涩不通也。烦疼口难言者，荣气不足也。病六七日，手足三部脉皆至，大烦而口噤不能言，其人躁扰者，病邪必欲解也。妊妇项背强直，筋脉挛急，口噤语涩，昏迷发搐，时作时止者，子痫也。小儿初生，面青身冷，口噤者，胎寒也。脐风口噤舌大，痰壅者，不可治也。

面青口撮者，疼痛也。小儿初生，唇口撮，多啼不能吮乳者，脐风也。小儿初出腹，面目绕鼻口悉黄，闭目聚口撮面而啼，口中干燥，四肢不能伸缩者，今人以为脐风，实则其血沮败，肌肉不成，血脉不敛也。小儿初生，口撮如囊，吮乳不得，舌强唇青，面色黄赤者，即名之为撮口也。撮口脐风，唇口收束锁紧，舌强直者，死证也。撮口吐白沫，四肢厥冷者，不治之证也。

口僻者，足阳明之筋，有寒则急，有热则缓也。喎僻不遂者，邪气反缓，正气即急也。口歪于左者，右边瘫痪，左脸动肉缩短也。口歪于右者，左边瘫痪，右脸动肉缩短也。口眼喎斜者，风中经络也。口耳为僻，眦急不能卒视者，足阳明手太阳之筋急也。口喎唇疹者，足阳明病也。惊掣悸，语声宽急混浊，口喎冒昧，好自笑者，心虚寒，厉风伤心也。病先起于毫毛，伸欠乃作寒栗鼓颔，腰脊俱痛，寒去则内外皆热，头痛如破，渴欲冷饮者，疟始发之状也。疟而寒栗鼓颔者，阳明虚也。平人口振者，亦阳明虚也。口目动作者，阳明终也。下颏脱落者，谓之落架风，阳阴之脉，纵缓不收也。

小儿睡熟啮牙者，或腹有虫积，或欲出新牙也。状如感冒风寒，畏风特甚，时作狗声，每欲啮人及衣物，小腹坠胀，小便难者，癫狗咬伤而毒发也。小儿咬爪甲者，疳病有虫也。小儿啮齿咬人者，肾绝也。痘症咬牙，甚则脱落者，疫气内陷于肾也。

阳明病，口燥但欲漱水，不欲咽者，必衄血也。伤寒一日，头痛口干而烦满者，巨阳与少阴俱病也。少阴病，自利清水，色纯青，心下必痛，口干燥者，急下之证也。少阴病，得之二三日，口燥咽干者，亦急下之证也。口燥而喘，身运而重，冒而肿胀者，肺中风也。唇口干燥生疮者，胃中客热也。脉自涩，唇口干燥者，其人不欲饮也。病者如有热状，烦满，口干燥而渴，脉反无热者，此为阴伏，是瘀血也。伤热气喘，甚则唾血，短乏不欲食，口燥咽干者，气极也。热病七八日，脉微小，溲血，口中干，一日半死，脉代者，一日死也。热病不知所痛，耳聋不能自收，口干，阳热甚，阴颇有寒者，热在髓，死不治也。疔肿五六日不瘥，眼中见火，神昏口干心烦者，死证也。嗌干口中热如胶者，足少阴之证也。

大病瘥后喜唾，久不了了者，胃上有寒也。小儿流涎不已者，脾气虚也。流涎滞颐者，脾冷也。口中多涎者，上焦寒也。虚满而咳，善呕沫者，手太阴厥逆也。人之涎下者，虫动也。吐涎心痛，发作有时者，蛔之为病也。蛔心痛，心腹中痛，发作肿聚，往来上下行，痛有休止，腹中热，善涎出者，是蛔咬也。脾脉微急，食饮入而还出，后沃沫者，膈中病也。痫发痰涎壅盛，气促昏倒，口吐痰沫者，痰痫也。喜吐沫者，猪痫也。癫疾呕多沃沫，气下泄者，皆不治也。发直如麻，口吐沫者，死证也。反胃口中多出沫，沫大出者，死证也。膈噎吐如蟹沫者，脾败也。

心下热痛，掌中热，时时善呕，口中伤烂，左寸脉阴绝者，心虚也。口疮腐烂者，心病也。口糜者，膀胱移热于小肠也。病苦身热未去，口中生疮，心中烦满，汗不出，身重，左寸脉阳实者，手太阳小肠实也。口中生疮，胀满不通者，大肠实热也。口疮者，邪之出也。口烂蚀龈者，三焦相溷，内外不通，脏气相熏也。此皆口之形容也。

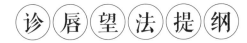

诊唇望法提纲

既视其口，当察其唇。唇也者，齿之垣也。脾之官也。肌肉之本也。经曰：脾者，谏议之官，知周出焉，其充在肌，其华在唇。故视唇之好恶，可知脾之吉凶，何则？黄色小理者脾小，粗理者脾大，揭唇者脾高，唇下纵者脾下，唇坚者脾坚，唇大而不坚者脾脆，唇上下好者脾端正，唇偏举者脾偏倾，此形容之常也。左病者应在左，右病者应在右，上应乎上，下应乎下，而凡形容之变，气色之殊，皆可以是推之，此部位之分也。按部位而视形容，则唇肿者，病气实；唇痿者，形气虚；唇短缩者，脾伤；唇不收者，脾病；唇烂者，阳明之证；唇反者，太阴之终；唇焦干者，病在肉；唇枯槁者，病在脾；唇疮者，邪从外解；唇裂者，毒从内发；唇内生疮者，腹中有虫；唇上碎裂者，胃经有热；唇口僻者，风中阳明之筋；唇口撮者，风入阳明之脉。

诸太过者，病在外，诸不及者，病在内，此皆形容之变也。视形容而观气色，则唇赤者，常色也。深赤者，为太过；淡红者，为不及；淡白而黑者，寒甚；深赤而黯者，热深；青而深者，主痛；青而淡者，为寒；唇白者，脾亏；唇黄者，脾病；诸色浅者，正气虚；诸色深者，邪气实；明润而有血色者生，枯暗而无血色者死。此皆气色之殊也。夫分形容气色而言之，所以识其常，合形容气色而观之，所以通其变，然究其常变，而原其始终，体用虽殊，莫不以神为本。夫神也者，明润精爽，而有血色者也。得则生，失则死。《易传》云：精气为物，游魂为变。是故知鬼神之情状，其死生之谓乎。

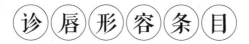

诊唇形容条目

诊唇形容，既已述其提纲，还当集其条目。如唇口俱赤肿者，肌肉热也。上唇厚大，下唇细小者，腹胀也。唇白而肿者，脾绝也。唇舌皆肿，大便赤泄，溺血，足肿者，九日死，肉绝也。唇肿齿焦黑者，脾肾绝也。唇薄似有笑状者，内痈之危证也。唇肉缩小，恍似与人笑者，或膈间热，或腹中痛也。脾伤唇虽萎黄，语音若转者，犹可治也。唇缩流津者，脾冷也。虚劳唇寒齿宣露者，死证也。病苦头痛，目眩，惊狂，喉痹痛，手臂卷，唇吻不收。右寸脉阴阳俱实者，手太阴阳明肺与大肠俱实也。唇吻不收，舌不转，失音，耳聋目瞀者，邪中脏也。唇烂而齿牙脱落者，邪伏阳明，发为牙疳也。唇反黑无纹者，脾败也。病人唇反人中满者，三日死也。唇反人中满，舌痿者，肉先死，足太阴气绝也。病人鼻下平者，胃病也。肌肉不滑泽，肉满唇反者，肉先死也。

唇焦干者，病在肌肉也。口苦舌强，呕逆醋心，气胀唇焦者，脾劳也。唇焦者，脾蒸也。下唇焦者，小肠蒸也。热病口燥唇焦者，病在脾也。唇焦枯无泽者，脾热也。病苦胸中喘，肠鸣虚渴，唇干目急，善惊泄白，右寸阳虚者，手阳明大肠虚冷也。寸口脉不出，反发其汗，阳脉早索，阴脉不涩，身体反冷，内烦多吐，唇燥小便难，便如烂瓜豚脑者，伤其津液，肺为之痿也。唇焦肉白，腠理萎瘁者，血灭之证也。病人唇口忽干者，脾胃内绝也。脾前病，唇则焦枯无润，脾前死，唇则干青渐缩急，齿噤不开，若天中等分墓？色应之者，必死不治也。平人色暗，唇皮干者，夭寿之征也。妇人年五十所，病下利数十日不止，暮即发热，少腹里急，腹满，手掌烦热，唇口干燥者，此病属带下，曾经半产，瘀血在少腹不去也。皮肤痛，唇舌槁，无汗者，肌寒热也。

唇口疮者，邪之出也。疟病唇口生疮者，邪将解也。唇裂齿龈青黑，九窍血出者，中莽草之毒也。唇口舌头皆破裂，皮肉似汤火疱起，渐次成脓者，中金蚕之蛊毒也。身发小疱，作青黑色，眼睛耸出，舌上生小刺，疱绽出，口唇破裂，腹膨胀，爪甲青黑者，中砒霜之毒也。病人上唇有疮者，虫蚀其脏也。下唇有疮者，虫食其肛也。齿龈无色，舌上尽白，甚则唇里有疮，四肢沉重，忽忽喜眠者，虫病也。唇上如疮，面黄肌瘦，腹大者，疳病有蛔虫也。上唇内有疮如粟，心内懊憹痛闷，唾血者，此虫在上，蚀其脏也。下唇内生疮，其人喜眠者，此虫在下，蚀其下部也。

口唇动而偏㖞者，风入其脉也。口唇紧小，不能开合，饮食不得者，茧唇也。舌如针刺，唇上微麻，口渐收小不能张，甚则腹鸣且胀者，中河豚之毒也。小儿生下五六日，口唇撮聚，不能吮乳者，人以为脐风也。此皆唇之形容也。

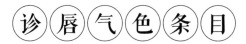

诊唇气色条目

既集唇形之条目，当集唇色之条目。诸书谓唇红紫者，热也。唇赤而吐者，胃热也。唇色赤黑者，胃中热也。上下唇皆赤者，心热也。上唇赤，下唇白者，心肾不交也。唇色深红，洒淅寒热喘咳者，肺之虚热也。唇红喉耳生疮，腹胀痛，身热，脉滑数者，蛔胀也。久病唇红者，难治也。唇舌鲜赤，腮红，发热，咳嗽喷嚏者，疹也。唇舌鲜赤，腮红，发热，眼如醉眼而含泪，指梢冷者，痘也。脉大身热，不能饮食，舌赤唇红，喜饮冷水，频频下痢者，噤口痢也。食入即吐，口渴思冷，呕吐酸涩，身热唇红溺赤者，热吐也。小儿唇红厚者，脾胃健，易养也。妇人唇红厚者，冲脉盛，易产也。

唇淡白者，虚也。唇惨白而吐者，胃虚也。唇白食少喘咳者，脾肺气虚也。朝食暮吐，乳食不化，四肢逆冷，面唇色白者，寒吐也。唇色或红或白，胃口时痛时止，频呕清涎者，虫吐也。齿龈无色，舌上白，烦惯不知痛痒之处，或喜眠，下痢者，虫蚀其肛也。面上白斑，唇红能食，颜色不常，脸上有蟹爪路者，便有虫也。痛如咬心，时作时止，口吐清水，人中鼻唇一时青黑者，虫痛之证也。妊娠唇白者，血不足，产或难也。唇白而地库光明者，病可治也。唇白目内眦白，面瘦而白，四肢肿，或脑痛，脉跳而数者，心虚血不足也。面唇清白，渴喜热饮，痢时肠鸣切痛者，此为寒痢，虚寒之证也。

舌赤唇焦，喜饮冷水，腹中窘痛，溺短色赤，频频下痢

下卷

者，此为热痢，里热之证也。脾疳肚大青筋，唇口无色，人中平，痢不止者，不治之证也。唇白如枯骨者，死证也。口噤唇青，舌本缩者，小肠寒也。唇口青白而黑者，寒也。唇青额黑者，血气虚怯，为冷所乘也。卒厥唇口青者，身冷为入脏，即死，身温汗自出为入腑，即愈也。唇口俱青黑者，冷极也。筋不能转，爪甲皆痛，舌卷唇青，转筋卵缩，胻脉疼急，腹中绞痛，或便欲绝，不能饮食者，筋虚极也。笑而伸，伸而反忧，热而且狂，闷乱冒昧，言多谬误者，此心已伤，若口唇正赤可疗，青黄白黑，不可疗也。

　　唇青紫者，胃气虚寒也。唇色黑瘀，目睛凸露，呼吸上逆者，哮喘也。干霍乱，吐泻不得，胸腹胀硬，手足冷过腕膝，脉伏喘急，舌卷囊缩，唇青黑者，死证也。痈疽证，声嘶色脱，唇鼻青黑，面目四肢浮肿者，恶候也。唇青人中反者，三日死也。病人唇青体冷，遗尿者，膀胱绝，四日死也。唇黑者，胃先病也。环口黧黑者，脾肾绝也。唇色如漆黑者，脾胃将绝也。水病唇黑者，肝伤不可治也。两颧昏暗，唇色惨黑者，气不足，血已枯也。唇口青黑，吐逆，肠腹绞痛不可忍，发狂，七窍迸血，或外肾胀大者，中砒霜之毒也。唇色青黑者，即刻身亡也。面青唇黑，面黑唇青者，皆死证也。举体消瘦，语音沉涩，声如破鼓，舌强不转，而好咽唾，口噤唇黑，四肢不举，身体极重，便利无度者，脾虚寒甚，则不可治也。此皆唇色之条目也。

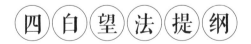

四白望法提纲

　　既视其唇，当察唇之四白，四白者，口唇四际之白色也。考之《内经》，督脉至人中，任脉至承浆，冲脉络唇口，足阳明之脉，挟口环唇，手阳明之脉，挟口交人中。经曰：脾胃大肠小肠三焦膀胱者，仓廪之本，营之居也。其华在唇四白，其充在肌，其味甘，其色黄，此至阴之类，通于土气，故《五阅五使》篇曰：口唇者，脾之官也。以部位言之，上为阳，下为阴，左为阳，右为阴，察其色之上下左右，可辨其病之上下左右也。青赤黄白黑五色，合之五行，应乎五脏也。太过者，病在外，不及者，病在内，腑主乎外，脏主乎内也。于是乎有泽夭之分焉，所以辨其成败也。有浮沉清浊之分焉，所以辨其表里阴阳也。有微甚散抟之分焉，所以辨其虚实久新也。以五色相应之理推之，其病症可知也。以五行生克之理推之，其顺逆可知也。以气色部位合而推之，其脏腑相乘之理又可知也。经云：五脏六腑，固尽有部，视其五色，黄赤为热，白为寒，青黑为痛，此所谓视而可见者也。《千金》云：病人鼻下平者，胃病也。微赤者，病发痈，微黑者有热，青者有寒，白者不治，唇黑者胃先病，微燥而渴者可治，不渴者不可治，此皆诊色之要也。若合四诊而观之，参四时而辨之，推之无穷，用之不尽矣。

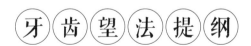

牙齿望法提纲

盖闻上曰齿，下曰牙，两旁曰牙，当中曰齿，然齿者，总谓口中之骨，主齰啮者也。家语曰，男子八月生齿，八岁而龀，女子七月生齿，七岁而龀，盖齿者，骨之所终也。经言丈夫八岁齿更，三八真牙生，七八齿槁，女子七岁齿更，三七真牙生，七七齿槁，夫齿之为言，始也，年也。肾之标，骨之余也。少长别乎此，盛衰见乎此也。以形言，则齿食多长也。食少者幼也。以色言，则齿色黄者长也，色白者幼也。是皆长幼之常，非疾病之变也。及其病而察其变，则又有提纲焉，一曰形容之变，二曰气色之变，察其滋润干燥，可知病之寒热，察其枯槁明亮，可决病之死生。形容之变者，切牙为邪入于胃，龂齿为风入其经，下齿龋者手阳明，上齿龋者足太阳，长而枯者，骨先绝，脱而落者，症多凶。气色之变者，齿忽黄，为肾虚；齿忽黑，为肾热；滋润者，津液犹充；干燥者，津液已耗；形色枯槁者，精气将竭；形色明亮者，精气未衰。析而言之，互而观之，合五官，参四诊，而吉凶之辨，虚实之分，了然如指掌矣。若夫牙龈形色，当以肿起为实，陷下为虚，深赤为太过，淡红为不及，可与诊唇之法，比例而推也。

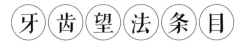

牙齿望法条目

既知牙齿之提纲，当知牙齿之条目。诸书谓杂病切牙者，胃实也。痉症咬牙者，死候也。痉症咬牙齿落者，无不死也。小儿齿嚼咬人者，肾绝之证也。人之自啮舌者，厥逆走上，脉气不至也。啮舌者，少阴气至也。啮颊者，少阳气至也。啮唇者，阳明气至也。胸满口噤，卧不着席，脚挛急，必龂齿者，痉病也。痉者腰折瘛疭，齿噤龂也。小儿蚀齿者，疳虫之候也。齿龋者，手阳明络实，则龋聋之证也。肉濡而却，齿长而垢，发无润泽者，骨先死，少阴绝也。骨枯肉软，齿长而垢，发无泽者，骨先死，足少阴气绝也。面黑齿长而垢，腹胀闭，上下不通者，少阴终也。肾中风者，其人踞坐而腰痛，视胁下左右，未有黄色如饼粢大者，尚可治，若齿黄赤，鬓发直，面土色者，不可治也。

　　小儿齿落久不生者，肾气亏也。病人齿黄枯落者，骨绝也。齿黄落者骨绝，十日死也。牙床腐烂，牙齿脱落者，牙疳之凶候也。龈肉赤烂疼痛，口臭血出，牙枯脱落，穿腮蚀唇者，牙疳也。牙疳穿腮齿落者，难治也。齿如黄豆者，肾气绝也。齿如熟小豆，其脉躁者，阴阳俱竭也。齿垢黄，面目爪甲上黄者，黄疸也。唇肿齿黑者，死证也。唇肿唇黑齿焦者，肿胀之死证也。病人齿忽变黑者，十三日死也。目无精光，齿龂黑者，心肝绝也。色黑而齿槁者，肾热也。热病唇焦齿燥者，津液耗也。虚极之病，唇枯齿干者，死候也。齿为暴枯，面为正黑，目中黄，腰欲折，自汗出如流水者，四日死，一日人中平，八日死，肾绝也。病无所在，汗注不休，齿本槁痛者，骨寒热也。骨寒热，病无所安，汗注不休，齿未槁者可治，齿已槁者不可治，骨厥亦然也。齿黑腰痛，足逆冷者，骨蒸也。至若黄发儿齿者，寿考之征也。唇亡齿寒者，衰惫之兆也。牙床红肿者，阳明之病也。牙床溃烂者，肠胃之证也。重龈病齿，龂肿如水泡者，热蓄于胃也。小儿面色黧黑，齿龈出血，口中气臭，足冷如冰，腹痛泄泻，啼哭不已者，肾疳也。齿龈间津津出血不止者，阳明之经病也。牙肉色白者，非久病血少，即失血过多也。牙肉之际，有蓝迹一线者，沾染铅毒也。若服水银轻粉，亦令牙床壅肿也。此皆诊齿之目也。

#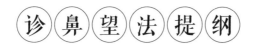

　　天地氤氲，万物化醇，男女媾精，万物化生。五官先生鼻，五脏先成精，精乃一身之本，头为五体之尊，是以雷公问道，黄帝传经，五色独决于明堂，四诊先观其天牝，盖鼻者，形之始也。气之门户也。呼吸之间，通乎天地，贯乎经络，五脏六腑，无不毕达，四体百骸，无不周遍者也。分其部位，则脏腑六部之提纲是已，辨其气色，则阴阳十法之提纲是已，其相乘之理，合之部位可推也。其相应之理，合之气色可推也。肝青、心赤、脾黄、肺白、肾黑，与夫声音臭味情志脉病，亦无有不可推者，凡诸望法，皆当比例以相参也。《金匮要略》云：鼻头色青腹中痛，苦冷者死，鼻头色微黑者，有水气，色黄者，胸上有寒，色白者，亡血也，设微赤非时者死。是宜以四时参之，以十法辨之矣。第色虽当辨，形亦宜分，望之之法，又有提纲焉。盖鼻者，肺之合也。鼻大者，脏气有余；鼻小者，脏气不足。肿起者，邪气盛；陷下者，正气衰。鼻煽张者肺虚，鼻仰息者肺实。鼻枯槁者，寒热之证；鼻蚀烂者，疳疮之形；鼻窍干燥者，阳明之经病。鼻柱崩坏者，疬风之败症。鼻下红肿如疮者，腹中有虫之疳病。鼻流浊涕者，外受风热；鼻流清涕者，外感风寒。鼻渊者，脑中热，故涕下渗；鼻衄者，阳络伤，故血外溢。鼻生息肉谓之齆鼻，鼻生粉刺谓之皶。此皆鼻形之望法也。析而言之，合而观之，察五官，参四诊，变在其中矣。至于骨部起者寿，骨部陷者夭，故鼻准贵乎丰隆焉，他如气之粗细，息之疾徐，嚏之有无，窍之通塞，当详各门，容后续述。

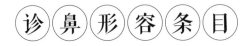

诊鼻条目，气色已述明堂之中，形容当集提纲之下。《灵

中医临床实用经典丛书（大字版）

望诊遵经

枢》云：五色之见，各出其色部，部骨陷者，必不免于病，其色部乘袭者，虽病甚不死。是亦察色分部之要也。至其形容，诸书以为喘息鼻张者，肺病也。初病鼻煽者，邪风壅塞肺窍也。引息鼻张，呼吸急促，惕惕闷闷无痰声者，忧思气郁也。鼻煽喘汗者，肺绝也。鼻煽张者，肺绝也。口鼻虚张短气者，肺绝，三日死也。喘喝胸盈仰息者，肺实也。鼻槁腊不得汗，毛发焦，皮不可近席者，皮寒热也。鼻孔忽仰者，死证也。鼻烂者，疳疮也。身热目痛身干，不得卧者，伤寒阳明经之证也。伤寒鼻干燥者，阳明病将衄血也。阳明病，脉浮发热，口干鼻燥，能食者，衄证也。伤寒脉浮，鼻中燥者，必衄血也。鼻孔燥黑如烟煤者，阳毒热深也。鼻口干燥，大小便不利者，痫候也。酒瘅无热，靖言了了，腹满欲吐，鼻燥者，脉浮先吐之，弦先下之也。鼻干喘促气逆者，气蒸也。鼻孔干者，肺枯也。鼻干黑燥者，火克金也。鼻孔黑燥无涕者，肺绝也。

鼻柱坏而色败，皮肤溃而有疡者，风寒客于脉而不去，发为疠风也。疠风鼻柱坏者，骨先死也。疠风鼻梁崩塌，眼弦断裂，唇翻声哑者，骨死也。疠风鼻柱崩倒，鼻中生息肉者，虫食其肺也。

鼻塞涕浊者，风热也。人之鼻洞涕出不收者，颃颡开分气泄也。中寒家喜欠，其人清涕出，发热色和者，善嚏也。欲嚏不能者，此人肚中寒也。鼻塞流清涕者，邪未解也。鼻塞流清涕，发热咳嗽，自汗恶风者，伤风也。痰清涕清者，寒未去也。少腹膀胱按之内痛，若沃以汤，涩于小便，上为清涕者，胞痹也。鼻流清涕，呵欠烦闷，咳嗽喷嚏，面肿腮赤者，疹也。浊涕下不止者，胆移热于脑，则辛额鼻渊也。

口鼻出血不止者，脑衄也。鼻衄发热，身无汗，口干鼻燥者，邪气实也。鼻衄面黄白，身无热，血出多而不止者，正气虚也。衄而不止，脉大者，逆证也。血外溢而衄者，阳络伤也。鼻齆息肉者，热滞于阳明之经络也。鼻皶者，寒气之所薄也。小儿频揉耳鼻者，疳证也。鼻塞赤痒疼痛，浸淫溃烂，下连唇际成疮，咳嗽气促，毛发焦枯者，鼻疳也。《千金》云：肺前病，鼻则为之孔开焦枯，肺先死，鼻则为之梁折，孔闭青黑色，若天中等分墓色应之，必死不治，此皆诊鼻之条目也。

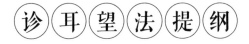

诊耳望法提纲

　　既察其鼻，当观其耳，耳也者，肾之官也。故察耳之好恶，可知肾之强弱也。何则？黑色小理者，肾小；粗理者，肾大。耳高者肾高；耳后陷者肾下。耳坚者，肾坚；耳薄不坚者，肾脆。耳好前居牙车者，肾端正；耳偏高者，肾偏倾。此察耳形之常也。以色言之，有左右之殊，有上下之辨，左为左，右为右，上应乎上，下应乎下也。肾之候也。肾主骨，故耳起五色者，病在骨也。黄赤者，多热气；青白者，少热气。黑色者，多血少气。黄赤为风，青黑为痛，白为寒，属分五行，亦应乎五脏也。气色之变，可以十法推之，生克之理，可以五行推之，其余望法，有可比例者，宜察其病，辨其证，而合参之也。若夫耳形之诊，当以厚而大者为形盛，薄而小者为形亏。肿起者，邪气实；消减者，正气虚。润泽则吉，枯槁则凶。合之于色，亦可辨其寒热虚实焉。他如下消则耳叶焦干，肠痈则耳叶甲错，肾前病，耳则为之焦枯，肾前死，耳则为之黯黑焦癖，若天中等分墓色应之，必死不治，是皆主病之目也。痘科尚有观耳后络脉之诗，因续四句于其后，其诗曰：耳后红筋痘必轻，紫筋起处重沉沉，兼青带黑尤难治，十个难求三五生。予续之曰：冷暖阴晴色变更，须将痘证辨分明，望闻问切能参悟，不看红筋彻底清。

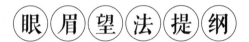

眼眉望法提纲

盖闻精之荣以须，气之荣以眉，眉也者，禀木气而侧生者也。以经络言之，则属乎手足太阳阳明矣。其有多少疏密粗细长短之殊者，亦由气血有多少，赋禀有清浊耳。相家知其常，固可察人之贤否，医家辨其变，亦能测病之死生，道虽不同，其揆一也。今求其法，盖有六焉，眉系倾者，胆将绝。眉冲起者，命将亡。眉睫堕落者，疠风之证。眉毛频蹙者，疼痛之容。润泽者，血气足；枯槁者，血气衰也。至若眉中之色，前人亦有言者，其诗曰：黄色入目一年期，黑色从眉绕目悲，若然白色连眉目，知是皮肤肺疾微，眉中若见青赤黑，远候还须半年期，近看三五七日内，忽然暴死更无疑。然以余望之，当察泽夭以分成败，观清浊以辨阴阳，视微甚以知虚实，四诊合参，其庶几乎。

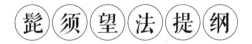

髭须望法提纲

闻之发属心，禀火气而上生，须属肾，禀水气而下生，故男子肾气外行而有须，女子宦人无须，而眉发不异也。然分部位而言，则唇上曰髭，属手阳明，颏下曰须，属足少阴阳明，两颊曰髯，属足少阳。其经血气盛，则美而长；气多血少，则美而短；气少血多，则少而恶；气血俱少，则其处不生。气血俱热，则黄而赤；气血俱衰，则白而落。察其经络之部位，可知其经络之血气矣。然部位虽殊，要皆属于肾，通于经而生于冲任焉，经曰：冲脉任脉，皆起于胞中，上循背里，为经脉之海，其浮而外者，循腹右上行，会于咽喉，别而络唇口。血气盛则充肤热肉，血独盛则渗灌皮肤生毫毛，妇人有余于气，不足于血，以其数脱血也。冲任之脉不荣口唇，故须不生，宦者去其宗筋，伤其冲脉，血泻不复，皮肤内结，唇口不荣，故须亦不生。天宦未尝被伤，不脱于血，而冲任不盛，宗筋不成，有气无血，唇口不荣，故须亦不生。此皆须之常也。如因病而观之，惟疠风有须眉堕落者，然余谓血气未衰，须色当润泽，血气已竭，须色当枯槁，其由黑而白，由白而黄者，乃壮老之常，盛衰之变也。至若气有滑涩，血有清浊，而其须不同者，皆可以经络部位推测而知也。

发髭望法提纲

　　窃闻肾之华在发，血之荣以发，盖发者血之余，血者水之类也。经言女子七岁发长，丈夫八岁发长，五八发堕，八八发去者，盖肾主脑，脑者髓之海，发者脑之华，肾盛则发长，肾衰则发堕，脑减则发素也。其或年少而发白，年老而发黑者，赋禀不同也。以部位分之，头上曰发，耳前曰鬓，中行属督脉，二行属太阳，三行属少阳，头维额角，足阳明也。曲鬓悬颅，足少阳也。其经血气盛，则美而长；气多血少，则美而短；气少血多，则少而恶；气血俱少，则其处不生。气血俱热，则黄而赤。气血俱衰，则白而落。察其经络之部位，可知其血气之盛衰。其因病而变者，察之又有六法焉，曰逆上，曰冲起，曰直，曰落，曰润泽，曰枯槁。盖逆上者，死证也；冲起者，绝候也；因痞积而发乱鬈鬈者，可疗；因气竭而发直干枯者，不治；病久而发落者，精血虚；病风而发落者，血液燥。润泽者，血气未竭；故生，枯槁者，血气已竭，故死。善诊者，察其发，观其证，可以知其逆从矣。若夫发直如麻者，小肠绝。发结如穗者，小儿疳。面无血色，头发堕落者，血极之证。面色不变，头发逆上者，痫病之征。汗出发润，喘不休者，肺先绝。齿长骨枯，发无泽者，骨先死。此皆诊发之目也。

诊头望法提纲

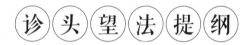

头为五体之尊，百骸之长，自囟至心，如丝相贯不绝，是谓诸阳之会，精神之府。望之之法，可不深求其理哉，按《内经》阳明之脉行于前，太阳之脉行于后，少阳之脉行于侧，厥阴之脉会于巅，督则自背中行而上头至鼻，任则自腹中行而上颐循面，此皆经络之行，即部位之分也。由是以形言之，则骨部皆大者多寿，骨部皆小者多夭。皮肉肿起者为实，皮肉陷下者为虚。囟陷者，脑髓不足而难治；囟肿者，脏腑不调而难疗。骨缝不合者，赋禀弱。头项皆软者，血气亏。此察头形之纲领也。以容言之，则仰首者，其病在阳；俯首者，其病在阴。蹙其额者，头痛。皱其眉者，心忧。头项强直者，邪气实。头垂倾欹者，正气虚。头独动摇者，风也。更有心绝之证，头难回顾者，寒也。亦属阳明之经，此察头容之纲领也。夫如是，视上下以辨其经络，审左右以究其逆从，合之五官，参之四诊，而形容之变，病症之殊，皆可识常通变矣。至于妊娠四月，欲知男女，遣妊娠面南行，还复呼之，左回首者是男，右回首者是女，亦想当然耳。

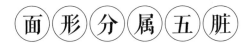

面形分属五脏

尝思诊面之法，非特明堂五色，面貌五官，可分五脏也。其面形亦有可分者二，一则因形层以分之，如肝合筋，心合脉，脾合肉，肺合皮，肾合骨。筋者肝之部，脉者心之部，肉者脾之部，皮者肺之部，骨者肾之部。推而论之，皮有厚薄泽夭，肉有肥瘦消长，脉有小大迟数，筋有粗细缓急，骨有大小坚脆。太过者为有余，不及者为不足，皆可辨其盛衰虚实焉。此形层之分也。一则因经络以分之，如督脉自背中行而上头至鼻，任脉自腹中行而上颐循面，冲脉荣于唇口，蹻脉会于睛明，听宫、颧髎之分，手太阳也。眉冲、五处之分，足太阳也。迎香、禾髎之分，手阳明也。颊车、巨髎之分，足阳明也。耳门、和髎之分，手少阳也。前关、听会之分，足少阳也。推而论之，肿起者为实，陷下者为虚。肿起为太过，其病在外；陷下为不及，其病在内。此经络之分也。由是触类旁通，即一指之小，四体之大，其形层经络，无不皆然。

至若因证言病，如诸书所谓大头瘟，两目鼻面肿者，阳明；耳前后并额角肿者，少阳；脑后项下肿起者，太阳。面肿曰风，面目肿大，时热，脉沉滑，中有水气，曰风水。面浮肿，气逆多涕唾，曰咳上气，面浮肿，息肩，脉浮大，曰不治。短气面肿，鼻不闻香，咳嗽唾痰，两胁胀痛，喘息不定，曰肺劳。面目浮肿，曰阳虚胃冷。面目浮肿至项，曰阳虚气结。病人营卫竭绝，面浮肿，曰死。面肿色苍黑，曰死。咳嗽羸瘦，脉坚大，曰死。咳嗽脱形发热，脉小坚急，曰死。肌瘦下脱，形热不去，曰死。两腮消瘦缩入，曰胃虚肉绝。外此而痘疹、痈疽、疠风、时疫，其病在头面者，皆可按部位，分经络，合之面容，参之面色，以辨其同异，而判其吉凶也。然其中肿起为实，浮肿为虚，何也？盖形之聚散不同，色之泽夭亦异，实者邪气实，虚者正气虚，肿而属虚者，邪气实而正气虚也。推之于痘疹痈疽，其义一也。

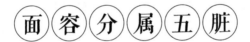

面容分属五脏

诊面之法，有形焉，有容焉。分而言之，则理明；合而诊之，则病著。夫形也者，言乎其体也；容也者，言乎其态也。以形为体，以态为用，而五脏之分，五志之辨，可由是而察焉。何者？怒则厉然而目张，喜则油然而颐解，思则妪然而睑定，悲则瞿然而泣出，恐则薄然而气下。怒者肝之容，喜者心之容，思者脾之容，悲者肺之容，恐者肾之容。此面容五脏之分也。怒则气逆，喜则气缓，思则气结，悲则气消，恐则气下，此五脏之分，五志之病也。由是而观，有太过，有不及。太过者，病在外；不及者，病在内。太过则薄所胜，而乘所不胜，其不及则所胜妄行，而所生受病，所不胜薄之也。然此就太过不及而言，又当随时以处中焉，《中庸》云：喜怒哀乐之未发，谓之中。发而皆中节，谓之和。盖中者无所偏倚，和者无所乖戾，当喜怒而喜怒，当哀乐而哀乐，无病之容也。其或发而不中，则有偏倚，发而失节，即有乖戾。故经曰：多阳者多喜，多阴者多怒。肝气虚则恐，实则怒，心气虚则悲，实则笑不休，怒伤肝，悲胜怒，喜伤心，恐胜喜，思伤脾，怒胜思，忧伤肺，喜胜忧，恐伤肾，思胜恐，盖以五志之变，合五行而推也。善诊者，观察病人之态，推而极之，补其偏，救其弊，则失中者中，而违和者和矣。

诊腹望法提纲
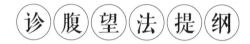

　　尝观铜人内景诸图，脐在腹中，胃居脐上，肠居脐下，其中行直行者，任脉也。次于任脉者，足少阴。次于少阴者，足阳明。阳明之旁，足厥阴也。厥阴之旁，足太阴也。若少阳则行于侧，太阳则行于背矣。然其分属脏腑者，又与脉行异。如胸膈之上，心肺之部也。胁肋之间，肝胆之部也。脐上属胃，脐下属肠，大腹属太阴，脐腹属少阴，少腹属厥阴，冲任在于中央，肾部主乎季胁，以及左胁属肝，右胠属脾，皆诊家所宜究心者。由是而观，则上下左右不同，前后中外亦异。按其经络，分其部位，而病症之殊，治疗之辨，亦有确可凭者。

　　如腹大支满，或上肢两胁者，属胃。胁下胀痛，善太息，口苦者，属胆。腹气满，少腹尤坚者，属三焦。少腹偏肿而痛者，属膀胱。少腹䐜胀，引腰而痛者，属小肠。肠鸣而痛，飧泄不化者，属大肠。䐜胀经溲不利者，为脾。喘而两胠满者，为肺。腹满引腰背者，为肾。胁下满而痛，引小腹者，为肝。小腹满大，上走胃至心者，足厥阴。腹满大便不利，上走胸嗌者，足少阴。厥而腹满，响响然者，足太阴。是皆部位上下之分，脏腑经络之辨也。

析而言之，脏病为积，腑病为聚，积终不移，聚则转移。居脐上为逆，居脐下为从。皮厚色苍者，皆属气；皮薄色泽者，皆属水。肿起者，为实；陷下者，为虚。腹肿胀者，病气有余；腹消减者，形气不足。腹满按之痛者，为实；按之不痛者，为虚。腹满时减，复如故者，为寒；腹满不减，且燥实者，为热。新积痛可移者，易已；积不痛不可移者，难已。腹胀心窝未满者，可治；心窝已满者，不可治。缺盆未平者，可治；缺盆已平者，不可治。筋未青，涨高起者，可治；筋已青，涨高起者，不可治。从上肿下者，属气；其邪在外，从下肿上者，属水。其邪在内，男从身上肿下，女从身下肿上者，易治；男从身下肿上，女从身上肿下者，难治。先起于腹，而后散于四肢者，可治；先起于四肢，而后归于腹者，难治。旋消旋减者，正胜邪，为可治；旋消旋起者，正不胜邪，为不可治。石水起脐以下至小腹，腄腄然，上至胃脘者，死不治；久病腹皮甲错，着于背而成深凹者，肠胃干瘪，亦死不治；是皆诊腹之要也。至若按其腹，窅而不起，腹色不变，为肤胀。随手而起，如囊裹水之状，为水胀。肿聚往来上下，为蛕胀。弹之而声空者，是气；弹之而声实者，是水。妇人腹皮宽大者，子多；紧急者，子少。妊娠腹形如箕者，是男；腹形如釜者，是女。男胎腹硬，女胎腹软，如覆杯者，则男；如肘头参差起者，则女。冷者为死，温者为生。若是双躯，令人摸之，冷在何面，则知死在何处。凡诸诊候，能参合而行之，皆确有可凭者焉。

诊背望法提纲

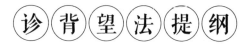

尝思古圣以背为阳，腹为阴，先贤以背为阴，腹为阳。岂前后有异，而上下不同欤？然愚谓以体之刚柔言，则背阳而腹阴；以用之动静言，则背阴而腹阳。且阳化气，阴成形，是腹背皆可谓之阴；阳在外，阴在内，是腹背皆可谓之阳。阴阳之道，其大无外，其小无内，岂特一端而已哉。夫背者，胸中之府，其中行乃督脉之所行，其第二行挟脊各一寸半，第三行挟脊各三寸者，太阳之所行也。其经脉自上而下，则部位有上下之分，其疾病或左或右，则部位有左右之辨。推而言之，身半以上为阳，身半以下为阴。左为阳，右为阴。皮肤在外为阳，筋骨在内为阴。是故上下标本不同，左右逆从亦异。诊之之法，可不精求其理哉。

言乎其形，则肿起者，邪气实，陷下者，正气虚。背高如龟曰龟背，脊骨如锯曰脊疳。背烂透膜者，形坏岂能治；背平病水者，肺伤不可疗。此形之因病而变者，言乎其容，则脊强者，病在太阳。反折者，病在督脉。背曲肩随者，胸中之府将坏。项强腰折者，背上之经已伤。颈直背强，合身回侧者，肝实之状。骨枯髓减，腰脊不举者，骨痿之形。呼吸摇肩者，心中坚，转摇不能者，肾将惫。诸反张，大人脊容侧手，小儿脊容三指者，不可治。此容之因病而变者，于是合气色以观其同异，参脉症而辨其本标，将虚中有实，实中有虚，

中医临床实用经典丛书（大字版）

望诊遵经

虽变化无穷，而意见有定，庶几其各当欤。且凡言实者，邪气实也；言虚者，正气虚也。邪气实者，正气有有余不足；正气虚者，邪气有有余不足。一切精微法，应作如是观，非惟诊背宜尔也。

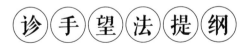 诊手望法提纲

四肢为诸阳之本，脾实主之，然有上下左右内外之分焉。尝观《经脉篇》，手之三阴，从脏走手，手之三阳，从手走头，阳行于外，阴行于内，阳则自下而上，阴则自上而下。析而言之，左为阳，右为阴；上为阳，下为阴；手臂之在外者为阳，在内者为阴。自肩至肘曰臑，自肘至腕曰臂，臂下谓之掌，掌下谓之指。其大指曰拇指。其次指曰食指，内属太阴，外属阳明。其中指曰将指。其屈而不伸者，曰无名指，内属厥阴，外属少阳。其小者，曰小指，内属少阴，外属太阳。此皆经络之行，即部位之分也。推而论之，男女有左右逆从之异，经络有上下标本之殊，病症有内外浅深之辨，望之之法，可弗深究其理哉！

以形言之，则形盛为有余，形瘦为不足。手之壅肿者为实，手之枯细者为虚。左右偏枯曰偏风。手指堕落曰疠风。手掌肿无纹，曰阴虚气绝。手背肿至腕，曰阳虚气结。此皆以形言也。以容言之，则强者，病气实；痿者，形气虚。撒手者，阳气外脱；握手者，阴邪内伏。手之伸者，病在阳；手之屈者，病在阴。屈不易伸，伸不易屈者，阴阳交合，阴阳俱病也。屈而不伸，其病在筋；伸而不屈，其病在骨。汗漏不止，

四肢微急者，亡阳之证；小腹急痛，手足拘挛者，将死之容。挛急转筋者，邪气实而伤于寒；弛纵不收者，正气虚而因于热。瘛疭不定者，筋脉相引而难瘳；振摇不定者，血气俱亏而可疗；两手不举者，脾实；四肢不收者，脾虚。撷衣扬手者，烦躁犹可解；循衣摸床者，实热已难除。叉手冒心者，血液大亏；交手目瞀者，肺病臂厥。捶胸者，胀闷之状；拒按者，疼痛之容。手如数物者，风痫。手不欲动者，脾亏。指不用者，属脉。臂不遂者，为痹。手足槷习者，肝绝之形。手足瘛曳者，风懿之状。此皆以容言也。于是合形容而诊之，按经络而验之，审其寒温，察其部位，参四诊以究同异，分三因而辨本标，病症之殊，疗治之变，庶乎知所适从矣。

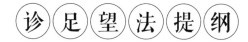

诊足望法提纲

尝考《内经》，阳气起于足五趾之表，阴气起于足五趾之里。足之三阳，从头至足，足之三阴，从足走腹。阳行于外，阴行于内。阳则自上而下，阴则自下而上。析而言之，左为阳，右为阴；上为阳，下为阴；足之在外者为阳，在内者为阴。自臀至膝，曰髀，自膝至踝，曰胫，踝下谓之跗，跗前谓之趾。其大趾，则少阳、阳明、厥阴、太阴之所行。其次趾、中趾，则阳明之所行。其次于小趾之次趾，则少阳之所行。其小趾，则太阳、少阴之所行。此皆经络之辨，部位之分也。望之之法，可弗深究其形容哉！

以形言，则形盛为有余，形瘦为不足。胫肿跗肿者，水气之实。胫枯脚小者，脾胃之虚。胫有大小者，肾壅偏枯。股无生肉者，脾虚气竭。足下平满者，伤肾之绝征。脚底先穿者，疠风之败证。十指堕落者，筋死，十趾不用者，经病。两腿消瘦，曰肾消。独膝肿大，曰鹤膝。足肿至踝，曰阳虚气结。脚肿上胫，曰脚气逆冲。身体羸瘦，独足肿大者，营卫俱微。足跗壅肿，两膝如斗者，胃气欲绝。此皆以形言也。以容言，则屈者为阴，伸者为阳。强者邪气实，痿者形气虚。拘急者，寒邪；纵缓者，热疾。瘈疭者，筋脉相引；振掉者，血气俱虚。屈伸不能者，筋将惫；屈伸不利者，肾已亏。屈而不伸者，病在筋；伸而不屈者，病在骨。阴缓而阳急者，阳跷病；阳缓而阴急者，阴跷病。跌蹶能前不能却者，太阳经之伤。跰跹或左而或右者，风寒湿之病。转筋者，寒邪在筋；掣节者，寒邪在节。足纵而不任地者，大经空虚；足摇而不任身者，骨髓枯减。足不收者，脾气虚；足不举者，脾气实。扬手掷足者，烦燥；逾垣上屋者，怒狂。筋缓不能行者，肝劳；弃衣而狂走者，胃实。立不能坐，坐不能起者，阴阳交合，阴阳俱病也。此皆以容言也。合形容而视之，审经络而辨之，验其足之寒温，切其脉之动静，参以四诊，究其三因，而病症之变，标本之殊，亦可知其大略矣。

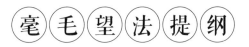

毫毛望法提纲

心主身之血脉，肺主身之皮毛，皮毛者，肺之合也。太阴者，肺也。行气温于皮毛者也。若析而论之，则经络之行，部位之分，又各有所主。何则？督行于背，任行于腹。手之三阴，从脏走手；手之三阳，从手走头；足之三阳，从头走足；

足之三阴，从足走腹。阴行于内，阳行于外，视其经络，分其部位。其经之血气盛，则充肤热肉，血独盛，则渗灌皮肤，生毫毛。彼言十二经之气血多少者，论其常；此言充肤热肉生毫毛者，察其变。毫毛有长短、粗细、美恶，由气血有多少清浊盛衰，是皆因人而异者也。其因病而变，又各不同。

毫毛毕直者，风寒外感之证。毫毛折落者，肺脏内绝之形。洒洒然毛耸者，太阳中暍，洒洒然毛立者，虚邪中人。毛焦者，寒热在于皮肌；毛悴者，情志伤其脏腑；毛败者，肺热而金受火之克；毛枯者，瘠病而金乏土之生。此皆诊法之略也。由是而观，当以粗而长者为血多，细而短者为血少，耸与直立为邪实，焦与枯败为正虚，悴同折主死，美而泽主生。善诊者，察毫毛，观气色，听声音，参脉证，可以知其吉凶矣。若夫毛窍之多寡，或言八万四千，或言十万八千，而究竟不知几万几千，即能知其几万几千，亦何取乎几万几千。夫经络之曲折，病证之纷纭，古圣述之于前，昔贤验之于后，虽西医剖视，不能如此其详，而况针穴之微妙，石药之功能，断非技巧所能窥者乎，然则今人不逮古圣也远甚，书曰：事不师古，鲜克有济。

腠理望法提纲

闻之津液渗泄之所曰腠，纹理缝会之中曰理，腠者是三焦通会元真之处，理者是皮肤脏腑之纹理也。字书谓肤肉之间为腠理，以其有脉理焉，三说合观，体用备矣。考之《内经》，则曰开，曰阖，曰粗，曰细，曰疏，曰密。有因天者，有因人者，有因腑而异者，有因病而异者。

因天者何？热则人气在外，皮肤缓，腠理开，汗大泄，血气减，皮淖泽；寒则人气在中，皮肤致，腠理闭，汗不出，血气强，肉坚涩。此腠理之开闭，因天之寒暑也。

因人者何？膏者其肉淖，而粗理者身寒，细理者身热，脂者其肉坚，细理者热，粗理者寒。此腠理之粗细，因人之脂膏也。何谓因腑而异？三焦膀胱者，腠理毫毛其应，密理厚皮者，三焦膀胱厚，粗理薄皮者，三焦膀胱薄。疏腠理者，三焦膀胱缓，皮急而无毫毛者，三焦膀胱急，毫毛美而疏者，三焦膀胱直，稀毫毛者，三焦膀胱结。此腠理之疏密，因腑而异者也。

何谓因病而异？阳胜则身热，腠理闭，喘粗为之俯仰，汗不出而热，齿干以烦冤，腹满死，耐冬不耐夏；阴胜则身寒，汗出身常清，数栗而寒，寒则厥，厥则腹满死，耐夏不耐冬。此阴阳更胜之变，病之形态也。然阳病亦有汗出者，阴病亦有不汗出者，其开也卫气虚，其闭也卫气实，是又因证而异，可与诊汗之法参观也。要之，开则有汗，闭则无汗，察腠理之开闭，视汗液之有无一也。此腠理之开闭，因病而异者也。盖观粗细与疏密者，欲明其体，而观开阖之常变者，欲达其用也。且夫腠理之开阖，非腠理之自为开阖也。有温分肉，充皮肤，肥腠理，司开阖者焉，盖卫气也。卫气者，下焦之所出，太阴主其内，太阳主其外者也。阴平阳秘，卫气和矣。卫气和，则分肉解利，皮肤调柔，腠理致密矣。如是而云开阖，则似开非开，似阖非阖。然非不开也，非不阖也。有时而开，有时而阖。或因寒暑，或因冷暖，或因动静，非病也，常也。时开则开，时阖则阖者也。设或不当开而开，不当阖而阖，岂得谓之无病哉？

合汗而诊之，因时而验之，参证而辨之，知其开阖之常，即知其开阖之变矣。经曰：谨察卫气，为百病母，腠理之开阖，卫气之虚实也。开阖虚实，盖可以忽乎哉。

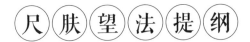

尺肤望法提纲

尝谓从鱼际至高骨，却行一寸，故谓之寸，从尺泽至高骨，却行一尺，故谓之尺，尺肤者，尺泽至高骨之肤也。盖气口为肺之脉，皮肤为肺之合，脉行肤内，肤在脉外，故视肤而有取乎尺也。其视之之法有六，曰缓，曰急，曰滑，曰涩，曰贲而起，曰减而少气。夫缓者尺肤纵缓不急也，急者尺肤紧急不缓也。滑则不涩，而有流利之容；涩则不滑，而有蹇滞之貌。贲而起者，沸起之状；减而少气者，损少之形。盖缓则为热，急则为寒。滑属阳而气淖泽，涩属阴而血凝泣。贲而起者，太过为实，减而少气者，不及为虚。六者合观，变在其中矣。经曰：脉急者，尺之皮肤亦急；脉缓者，尺之皮肤亦缓；脉滑者，尺之皮肤亦滑；脉涩者，尺之皮肤亦涩；脉大者，尺之皮肤亦贲而起；脉小者，尺之皮肤亦减而少气。然则色脉皮肤，皆当相应也。合而观之，亦可推其顺逆焉。《千金》云：风病则滑，痹病则涩。气血盛，则尺之肉丰盛；气血虚，则尺之肉亏竭。此亦诊尺之要也。《论疾诊尺》篇曰：尺肤滑，其淖泽者，风也。尺肉弱者，解㑊。安卧脱肉者，寒热不治，尺肤滑而泽脂者，风也。尺肤涩者，风痹也。尺肤粗如枯鱼之鳞者，水溢饮也。尺涩脉滑，谓之多汗，尺寒脉细，谓之后泄，尺粗常热者，谓之热中，尺坚大，脉小甚少，气愧有加，立死。是又诊尺肤以参脉证，参脉证以决死生矣。至若尺之部位，手之寒温，因切而知者，容后续述。

诊皮望法提纲

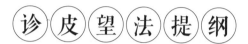

尝思诊尺肤之法，可察皮之滑涩，诊腠理之法，可察皮之粗细，然皮不仅观尺肤，法不仅观腠理，则夫周身之皮，当讲周身之法，而尺肤腠理之诊，亦宜比例而观焉，何则？周身之皮，实由周身之脉以灌溉，周身之脉，当分周身之部以参观，故经言，欲知皮部，以经脉为记，夫皮者，肺之合也。筋骨在内为阴，皮肤在外为阳也。

析而论之，如形充而皮肤宽缓者寿，形充而皮肤紧急者夭。皮与肉相裹则寿，皮与肉不相裹则夭。薄皮弱肉者，不胜时之虚风；厚皮坚肉者，能胜时之虚风。皮虚者寒。皮实者热，皮肤肿胀者，邪气实；皮肤消减者，正气虚；皮肤肿痛者，病气有余，皮肤溃烂者，形气不足。皮肤润泽者，太阴气盛；皮毛枯槁者，太阴气衰。皮毛焦者，手太阴气绝。皮肤著者，足太阴肉绝。皮聚毛落者，肺损。皮枯毛折者，肺绝。皮毛虚弱者，肺热叶焦。皮肤顽痹者，疠风皮病。身冷肤硬者，脾不上下，皮肤薄著者，经脉空虚。皮肤不收，肌肉坚聚者，寒湿之证。皮肤空疏，三焦经绝者，血崩之征。肌肤甲错，两目黯黑者，内有干血。身皮甲错，腹中急痛者，内生痈脓。皮肤溃而有疡者，疠风也。皮肤脱若蛇皮者，疠风也。疠风遍身如癣者，脾病。疠风溃烂无脓者，血死。少年皮生黑斑者，不吉。痘儿头项皮赤者，多凶，凡肿胀，皮厚色苍者，皆属气；皮薄色泽者，皆属水。诸痛疮疡，斑疹麻痘，色赤而红者顺，青而黑者逆，诸病症，皮寒而燥者，阳不足，皮热而燥者，阴不足。身涩而脉滑者死，身滑而脉涩者死，此皆皮部之诊也。由是推而言之，则寿夭诊于缓急，强弱诊于厚薄，消减肿胀，以诊其虚实。润泽枯槁，以诊其盛衰。八者交参，则诊视之法备，而皮肤之变详，夫如是，按经络而分内外阴阳，察部位而分上下左右，参伍以观，错综以变，庶乎其有得欤。

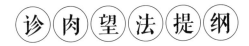

诊肉望法提纲

经言：肝主身之筋膜，脾主身之肌肉，肉之大会为谷，肉之小会为谿。分肉之间，谿谷之会，以行营卫，以会大气。圣人于此，不啻三致意焉。且脾胃属土，其充在肌，故观肌肉之消长，可知脾胃之盛衰。夫脾者，孤脏以灌四旁者也；胃者，五脏六腑所禀气者也。诊脉虽以胃气为本，观形当以肌肉为先也。若夫形肉已脱，九候虽调，圣人不曰可生，而曰犹死，则是肌肉之消长，尤关胃气之有无矣。诊之之法，其可不讲乎？

析而言之，如形充而大肉䐃坚而有分者肉坚，肉坚则寿矣；形充而大肉无分理不坚者肉脆，肉脆则夭矣。肥而泽者，血气有余；肥而不泽者，血有余，气不足。瘦而无泽者，血气不足。瘦而泽者，血不足，气有余。肥者耐寒，瘦者耐热。肉瘦削者脾虚，肉壅肿者脾实。肉蠕动者脾病热，肉瞤瞤者脾中风，筋惕肉瞤者阳虚，食减肉消者意损。瘦削干黑者，肉极之证，肉宛䐃弱者，肉痿之征。肉上粟起者，寒客皮肤；肌肤不仁者，邪入络脉。肌肉充盛者，形气有余；肌肉消减者，形气不足。肥人肉如棉絮者，谓之无气；妇人肌若鱼鳞者，谓之带下。骨痛肉枯者，寒胜其热；烂肉腐肌者，热胜其寒。疳病形容羸瘦者，症起肠胃之内；痹疟肌肉消烁者，邪舍分肉之间。脱肉者死，破䐃者死，大肉陷下，大骨枯槁者皆死。肌肉不滑泽，肉满唇反者，肉先死，疠风割切不痛者，肉先死，肉痿软，唇反，人中满者，肉先死。此皆肌肉之诊也。由是约而言之，当以坚脆诊寿夭，以肥瘦诊血气，以有泽无泽诊盛衰，以消减壅肿诊虚实，八者交推，则诊候之法备。而肌肉之证明，所谓肌者，四肢间附骨之肉也。䐃者，肘膝后如块之肉也。曰谿曰谷，则以血之流注，如水之流注，水注川曰谿，注曰谷也。若夫形盛脉细，少气不足以息者危，形瘦脉大，胸中多气者死，是又合脉以观之，因症以辨之，审其顺逆，而判其吉凶矣。大凡诊法，皆当错综相参，非独诊肌云尔。

络脉望法提纲

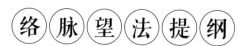

闻之直行曰经，横行曰络，诸脉之浮而外见者，皆络脉也。络也者，本经别出之旁支，联络于他经者也。析而论之，经十二，络十五，皆辨其行，以分其部，按其部，以诊其病焉。《经络论》黄帝问于岐伯曰：夫络脉之见也，其五色各异，青黄赤白黑不同，其故何也？岐伯对曰：经有常色，而络无常变也。言经脉之色有常，络脉之色无常也。帝曰：经之常色何如？岐伯曰：心赤，肺白，肝青，脾黄，肾黑，亦皆应其经脉之色也。言五脏之经，应五脏之色也。帝曰：络之阴阳，

101

亦应其经乎？岐伯曰：阴络之色应其经，阳络之色变无常，随四时而行也。言阴络之色应五脏，阳络之色应四时，阳外而阴内也。其寒多则凝泣，凝泣则青黑，热多则淖泽，淖泽则黄赤，此皆常色。谓之无病者，以其变之因乎时，不因乎病，故亦以为常也。五色具见者，谓之寒热，以其不应时之寒，不应时之热，故以为寒热也。

《皮部论》曰：其色多青则痛，多黑则痹，黄赤则热，白则寒，五色皆见，则寒热也。盖阳络随时而行者，变从乎外，天道之常也。因病而见者，变从乎内，人道之变也。合时与病而察之，可知其变中之常，常中之变矣。至于两跗上脉竖坚陷者，足阳明病。鱼络血者，手阳明病。手鱼络青者，胃中有寒。鱼际络赤者，胃中有热。鱼际脉黑者，或是痫候，其暴黑者，留久痹也。其青短者，少气也。颈脉动，喘疾咳曰水。耳间青脉起者，为掣痛。耳后完骨上青络盛，卧不静者，是痫候。臂多惕脉者，谓之脱血。经脉动惕者，久而成瘘。惊跳不定者，即为脉虚。青紫之脉，散见于面者，多病风热。红赤之脉，散见于腮者，多病痘疹。此皆阴阳之络，因病而变者，亦宜合时与病而察之也。

然愚谓营行脉中，卫行脉外，络脉之见，皆当有血色以间乎其中焉，变见于左者，应在左，变见于右者，应在右，左右皆见，左右皆病。察其何部何色，而断其何脏何腑也。至于络之形容，亦有粗细浮沉长短缓急之殊焉，推而论之，则络之粗者，病气有余，络之细者，形气不足，犹脉之大则病进，细则气衰也。络之浮者病在外，络之沉者病在内，犹脉之浮为在表，沉为在里也。络之长者气治，络之短者气病，犹脉之长则气治，短则气病也。络之紧急者为寒，络之纵缓者为热，犹脉之急为寒，缓为热也。

于是乎因人大小，而定络之粗细，因人肥瘦，而定络之浮沉，相时寒暑，以验缓急，相时冷暖，以验短长，八法互观，合之络色，参之脉证，庶乎可通其变矣。经曰：凡此十五络者，实则必见，虚则必下，其见浮而坚，其见大而明者多血，细而沉者少气。亦此意欤？若夫幼科食指之纹，即手太阴之络也。痘科耳后之筋，即手少阳之络也。皆可以是参观者也。

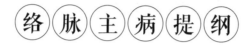

络脉主病提纲

络脉已言其诊法矣，然必先知其部，与其病焉。《灵枢》曰：手太阴之别，名曰列缺，实则手锐掌热，虚则欠㰦，小便遗数。手少阴之别，名曰通里，实则支膈，虚则不能言。手心主之别，名曰内关，实则心痛，虚则头强。手太阳之别，名曰支正，实则节弛肘废，虚则生肬，手阳明之别，名曰偏历，实则龋聋，虚则齿寒痹膈。手少阳之别，名曰外关，实则肘挛，虚则不收。足太阳之别，名曰飞阳，实则鼽窒，头背痛，虚则鼽衄。足阳明之别，名曰丰隆，实则癫狂，虚则足不收，胫枯。足少阳之别，名曰光明，实则厥，虚则痿躄，坐不能起。足太阴之别，名曰公孙，厥气上逆则气乱，实则肠中切痛，虚则鼓胀。足少阴之别，名曰大钟，气逆则烦闷，实则闭癃，虚则腰痛，足厥阴之别，名曰蠡沟，气逆则睾肿卒疝，实则挺长，虚则暴痒。任脉之别，名曰尾翳，实则腹皮痛，虚则痒瘙。督脉之别，名曰长强，实则脊强，虚则头重。脾之大络，名曰大包，实则身尽痛，虚则百节皆纵。凡此十五络者，实则必见，虚则必下，视之不见，求之上下，人经不同，络脉异所别也。夫经言虚实者，络脉之病，经言名目者，络脉之部，知其病而察其部，则察其部而知其病矣。经又曰，凡诊络脉，脉色青则寒且痛，赤则有热，其暴黑者，留久痹也。其有赤，有黑，有青者，寒热气也。其青短者，少气也。是则不但知其虚实，且知其寒热矣。合前篇观之，其体用不已备乎？（别也之别当作故）

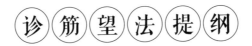

诊 筋 望 法 提 纲

窃闻筋者力也。肉中之力，气之元也。靳固于身形也。其候在目，其主在肝，膝为之府，爪为之余者也。以部位分之，则手之筋行乎手，足之筋行乎足，阳明行于前，太阳行于后，少阳行于侧，阴筋行乎身之阴，阳筋行乎身之阳，皆依经脉而行，可依经脉而分也。详观《经筋》篇，手阴阳之筋，皆起于手指，阳筋自手而上行于头面，阴筋自手而上行于胸腹，足阴阳之筋，皆起于足趾，阳筋自足而上行于头面，阴筋自足而上行于胸腹。其为病也，皆当其所过者，转筋支痛，治用燔针劫刺，以知为数，以痛为腧，盖燔针所以治寒，不燔针所以治热，诊候之法，寒则见其筋挛反折，热则见其弛纵不收，在阳筋则见其不能俯，在阴筋则见其不能仰，见于膝则行走难以屈伸，见于身，则左右难以动摇，损在筋者，筋缓不能自收持，痹在筋者，筋挛不可以行走，筋极肝伤，则腰背相引，难以俯仰，筋死肝绝，则舌卵卷缩，不能展舒，及夫痉痫瘪疭，颓疝阴病，纽痛肿痛，口目僻急，皆可按部位而知经筋也。若望其筋，知其病，惟肿胀有筋起之证，《伤寒》有筋惕之文，肿胀

中医临床实用经典丛书（大字版）

望诊遵经

以青涨高起者，为不可治，则知未青涨高起者，犹可治也。伤寒以筋惕为发汗亡阳所致，则知用温经益阳之法，当可治也。至于筋溜者，有所疾前，筋屈不能伸，邪气居其间而不反也。疹筋者，尺脉数甚，筋急而见，其腹必急，白色黑色见，则病甚也。斯二者，亦可望筋而知病也。其他筋瘘，筋急，筋挛，筋弛，亦有可见，有不可见，然察其病情，按其部位，皆可知其病在何经之筋也。由是合而察之，切而验之，见而得之，而经筋之病，庶可知其要矣。

诊骨望法提纲

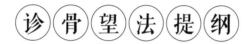

　　闻之精神者，天之分，骨骸者，地之分。属天者，清而散；属地者，浊而聚。是故阳化气，阴成形，精神为阳，骨骸为阴。且骨者髓之府，髓者骨之充，其候在耳，其主在肾，诊之之法，盛则见其筋骨劲强，衰则见其形容伛偻，骨损则见其骨痿，不能起床，骨极则见其齿动，不能久立，见于痹，则骨重而难举，见于病，则肢伸而不屈，其行而振掉，立不能久者，则知骨之将惫，发无润泽，肉不相亲者，则知骨之先亡，及夫头背腰膝之骨，得强则生，失强则死。此皆骨之形容于外者也。

　　若见其骨，知其病，如《灵枢》云，颧骨者，骨之本也。颧大则骨大，颧小则骨小，其形充而颧不起者骨小，骨小则夭矣。然则形充而颧起者骨大，骨大当寿矣。《千金》云：儿生枕骨不成者，能言而死；尻骨不成者，能倨而死；掌骨不成者，能匍匐而死；踵骨不成者，能行而死；膑骨不成者，能立而死；头四破不成人，通身软弱如无骨者，不寿。此亦得强则生，失强则死之谓也。若夫经言五色之见，各出其色部，部骨陷者，必不免于病，其色部乘袭者，虽病甚不死，则知部骨不陷者，可免于病，部骨陷而色乘袭者，若病甚则危也。是又合气色骨部而观之也。他如大骨枯槁，大肉陷下，皆为死证者，以其脾肾绝于内，骨肉消于外，枯槁则皮著，骨陷下则肉消尽也。

至于赋禀不齐，骨骸有异，又如《本藏》篇所谓：赤色小理者心小，粗理者心大。无髑骭者心高，髑骭小短举者心下。髑骭长者心坚，髑骭弱小以薄者心脆，髑骭直下不举者心端正，髑骭倚一方者，心偏倾。白色小理者肺小，粗理者肺大。巨肩反膺陷喉者肺高，合腋张胁者肺下。好肩背厚者肺坚，肩背薄者肺脆。背膺厚者肺端正，胁偏疏者肺偏倾。青色小理者肝小，粗理者肝大。广胸反骹者肝高，合胁兔骹者肝下。胸胁好者肝坚，胸胁弱者肝脆。膺腹好相得者肝端正，胁骨偏举者肝偏倾。此又骨骸之常也。至若骨之小大多寡，合《骨度篇》《洗冤录》观之，可知其要，然非诊家之急，故不备录。

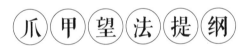

爪甲望法提纲

窃闻爪之生，发之长，营卫之行，无顷刻止，且爪者，筋之余，胆之外候也。《灵枢》曰：胆应爪，爪厚色黄者胆厚，爪薄色红者胆薄，爪坚色青者胆急，爪濡色赤者胆缓，爪直色白无约者胆直，爪恶色黑多纹者胆结。盖胆者肝之腑，爪者肝之华，故以爪候胆也。然候胆者言其常，而诊病者论其变也。其变维何？爪甲青者多凶，爪甲赤者多热，爪甲黄者疸病，爪甲白者寒证，爪甲黑者，或因血瘀而痛，或因血凝而死。要之润则吉，枯则凶，爪色虽殊，其变皆决于此矣。诸书谓痹病骨痛爪枯者，足少阳血气皆少，色苍爪枯者肝热，爪甲黑，干呕面青，肢厥冷者病凶。病人爪甲白者不治，爪甲青者死，爪甲下肉黑者，八日死。手足爪甲青，呼骂不休者筋绝，九日死。小儿爪甲青黑，忽作鸦声者肝绝。小儿咬爪甲者，乳少成疳。心病为疟，心烦甚，欲得清水，反寒多热不甚。若其人本来心性和雅，今忽弊急，言未竟便住，以手剔脚爪，此人心死，名曰行尸。是皆诊爪之目也。能参合而行之，庶无虚虚实实之弊矣。

诊乳望法提纲

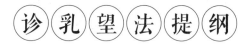

诊乳之法，《内经》未言。李梴《医学入门》云：女人属阴，阴极则必自下而上冲，故乳房大而阴户缩也。男子属阳，阳极则必自上而下降，故阴茎垂而乳头缩也。杨士瀛曰：男子以肾为重，妇人以乳为重，上下不同，而性命之根则一。诊乳之法，观此亦可心解矣。何也？相书谓妇人乳头朝上，生子易养，乳头朝下，生子难养，以脾胃冲任之有强弱也。乳大者子多，乳小者子少，以脾胃冲任之有盛衰也。白小低偏者，子息难，以形色亏也。黑大坚硬者，子息好，以形色全也。男胎则左乳先胀硬，女胎则右乳先胀硬，阳从左，阴从右也。妇人受孕，其乳当转黑，小儿脐风，其乳当结核，有诸中，形诸外也。至于妇人乳中坚硬，不红不痛者，乳岩也。乳中肿胀，色红且痛者，乳痈也。痈者壅也。疳者阻也。六腑有所壅，则为痈，五脏有所阻，则为岩也。合色脉而察之，亦诊妇人赤子之一助云尔。

脐府望法提纲

脐之为言，齐也。以其当两肾之中，前直神阙，后直命门，而上下齐也。脐也者，人之命蒂也。或谓胎中之息在脐，道家之息在脐，殊不知鸡乳而卵中不闭，水胀而脐内不通，况观于剪脐而带中血出，怀孕而腹中子鸣，益可知母气通于儿鼻，母血通于儿脐矣。然此特论脐之理，非望脐之法也。望之之法，诸书谓脐大者多寿，脐小者多夭，以脐中为神阙，相体之本也。妇人脐深者子多，脐浅者子少，以脐内为子宫，冲任之属也。人病脐肿反出者死，以仓廪之本既竭，饮食之精不输也。水病脐肿突出者死，以决渎之令不行，州都之气不化也。积聚肿胀，脐不凸者可治，脐凸者不可治，微则在于脏腑血脉之间，甚则舍于脏腑血脉之外也。怀孕三四月，脐便平满者，女胎也。怀孕八九月，脐方平满者，男胎也。女胎背母而怀，男胎面母而怀也。小儿多啼而脐凸者，气逆于内也。小儿撮口而脐黑者，气绝于中也。怀孕之外证，脐色当红黑，脐风之死候，脐府当青硬，此谓诚于中，形于外，知微之显也。脓从脐出，疮绕脐生，肠痈之候也。任脉循脐而上，冲脉侠脐而行，又察脐之所宜知者，若合病症而观之，亦诊家之一助云尔。

肾囊望法提纲

尝谓肝脉络阴器，囊形属肾脏，故以肾为名也。然任脉起于会阴之分，督脉络于合篡之间，是二经亦各有所主焉，察之之法，其惟形色乎？以形言之，囊宜小，纹宜细，小儿囊紧实者，多寿，气胜形也。囊坠下者，多病，形胜气也。伤寒六七日，囊缩者，厥阴病甚，邪气传入其经也。伤寒十二日，囊纵者，厥阴病衰，邪气传出其经也。囊胀者谓之疝，任脉为病也。囊肿者谓之水，关门不利也。阴囊更加肿胀，渐渐溃腐者，病水死征。睾丸偏有大小，时时上下者，阴狐疝气，此观形之法也。以色言之，小儿肾囊紧细色紫者多寿，气血足也。宽大色白者多疾，气血亏也。阴囊绉黑有弦者易养，形色皆顺也。阴囊色赤无纹者难养，形色皆逆也。此察色之法也。合而诊之，可通变矣。

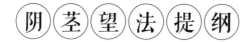

阴茎望法提纲

夫前阴者，宗筋之所聚，太阴阳明之所合也。其精窍通于肾，溺窍通于胮，阴器属于肝，督脉络之，带脉束之，冲任渗灌之，阳明主润而为之长，动乎情，宰乎心，而其病则生于房室。诊之之法，如经言宗筋纵者，阳明虚。宗筋痿者，肝气弱。纵挺不收者，足厥阴之经伤于热。缩入不用者，足厥阴之经伤于寒。阳强则有肾热强中之证，阴痿则有魂伤骨极之因。阴气不起者，伤于内，囊茎肿胀者，属于疝。阴囊及茎俱肿者，水病之死证。阴囊及卵俱缩者，肝经之绝候。疳疮者，淫秽之毒。肿痛者，湿热之征。凡此诸候，当参四诊，辨其寒热虚实，察其轻重浅深，庶可识常通变矣。至于儿生阴物不起，亦为死证者，岂以赋禀不足，形体未备欤？特察小儿，宜从望诊，故并述之。

诊汗望法提纲

　　尝思汗液之有无，由于腠理之开阖，而腠理之开阖，则因卫气之虚实，故经云：阳气有余，为身热无汗，阴气有余，为多汗身寒，阴阳俱有余，则无汗而寒。夫汗者，心之液，在营则为血，在卫则为汗者也。若因而诊之，有部位之分，有形色之辨，部位者何？在阳经之部者属乎阳，在阴经之部者属乎阴。头额汗出者，病在诸阳。手足汗出者，病在于胃。心窝汗出者，心脏亏虚。阴下汗出者，下焦湿热。汗出偏沮者，使人偏枯之先兆，汗不至足者，热病咳衄之危证。此皆部位之分也。形色者何？三阳实，三阴虚者，汗不出；三阴实，三阳虚者，汗不止。有汗身热者，阳邪在营；无汗身热者，阴邪在卫。汗出少者为自和，汗出多者为太过。风湿发汗，微微似欲汗出者，风湿俱去，漐漐如水流漓者，病必不除。黄汗者，湿热之证，白汗者，厥气之征，红汗者，气虚之候。小儿初生，汗出如血者，多夭寿。小儿初生，汗出不流者，不成人。汗出如浴者，酒风之候。汗出如油者，命绝之容。汗出如流珠，脉浮者，卫气衰。汗大如贯珠不流者，元气绝，濈濈然汗出者，表将解；漐漐然汗出者，里未和。汗出不止者，阳亡于外；夺血无汗者，阴虚于内。此皆形色之分也。若夫时有寒暑，衣有冷暖，形有动静，腠理因之而开阖，汗液因之而有无，非病也，常也。其或饮食饱甚，汗出于胃，惊而夺精，汗出于心，持重行远，汗出于肾，疾走恐惧，汗出于肝，摇体劳苦，汗出于脾，是皆人事之异，非病候之殊也。故善诊汗者，必视寒暑，观冷暖，察动静，知其汗之常，以审其汗之变，夫而后可

中医临床实用经典丛书（大字版）

望诊遵经

按部位，辨形色，以分其表里，而判其虚实焉。他如热汗为阳，冷汗为阴，宜合体之冷热而分之，合病之阴阳而辨之，则其诊益备，其用益明矣。

诊血望法提纲

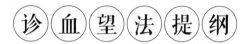

尝思血之为物也，和调于五脏，洒成于六腑。其色属火，其形类水，内主于心，外行于营，循环上下，灌溉周流，以应度数，以奉生身。故经曰：血气者，人之神，不可不谨养。若乃将息失宜，嗜欲过度，外感六淫之邪，内动五脏之志，营卫不调，脏腑相胜，有过不及，病斯见焉。彼谓诸见血皆热证者，是知其属火，而不知其类水，知其太过，而不知其不及也。

析而论之，则出于九窍，曰九窍出血。出于小便曰尿血，曰血淋，出于大便，曰肠风，曰血痔，从鼻出曰鼻衄，从舌出曰舌衄，从齿龈出曰齿衄，从汗孔出曰肌衄，因呕而出曰呕血，因吐而出曰吐血，因咯而出曰咯血，因唾而出曰唾血，因咳而出曰咳血，因嗽而出曰嗽血。凡诸血证，所出不同，所因亦异。而况有殴伤出血，跌仆出血者乎。况有月事逆行，伤寒误汗者乎。他如外科之疮疡出血，女科之崩漏夺血，以及胎前产后，半产下痢，亦指不胜屈矣。故《内经》谓诸血皆属于心则可，丹溪谓诸见血皆热证，则断断不可。

且就血而论其形色，亦有可辨，如诸书谓精壮者，血轮多，故色浓而赤；虚弱者，血轮少，故色淡而稀。阳证溢出鲜血，阴证下如豚肝。新血鲜红，旧血瘀黑。色之鲜紫浓浓者，为气盛；色之晦暗无光者，为气衰。风证色青，寒证色暗，暑证色赤，湿证色如烟煤屋漏。便血浅褐色者已重，深褐色者尤重，褐色变黑者极重。吐血带痰沫及粉红色者属于肺，正赤如朱漆光泽者，属于心包络。鲜紫浓厚者属于脾。青紫稠浓，或带血缕，或有结块者属于肝。咯吐稀痰，中杂如珠，血无几，色不鲜者属于肾。成盘成盏，多兼水谷痰涩者属于胃。若从大便出者，多属大小肠。从小便出者，多属膀胱肾。此皆因形色而分也。其出于五官四体，又当因经络而分焉。故经曰：阳络伤，则血外溢，血外溢，则衄血。阴络伤，则血内溢，血内溢，则后血。凡血证，阳证则身热多渴，阴证则身冷不渴，有潮热者重，无潮热者轻，上行多逆，下行多顺，若吐出便凝，摸之不粘指者，为守脏之血，口鼻俱出如涌泉者，为心肺脉破，则皆不可治也。然予犹有说焉，如吐血先鲜红而后凝紫，先多而后少，先疾而后徐者，其势渐减；先凝紫而后鲜红，先少而后多，先徐而后疾者，其势渐增。亦皆可以相参也。若夫因气色而病异，因脉证而病异，又当合四诊而观之，此特粗举隅焉，以明诸见血，非皆热证也。丹溪谓知其要者，可一言而终，言不可以若是其几也。何也？不知其要，斯害也已。

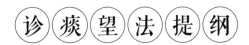

诊痰望法提纲

尝谓《虞书》记时以鸟兽，《月令》占候于虫鱼，是因天之物以验天也。《内经》诊病于水液，后世辨证以痰涩，是因人之物以验人也。盖天道远，人道迩，远取诸物，近取诸身，其事虽异，其理则同，而况痰因病生，病以痰著，又事理之至明且显者乎。间尝考之于书，以为痰形稠而浊，饮色稀而清。

中医临床实用经典丛书（大字版）

望诊遵经

寒痰青，湿痰白，火痰黑，热痰黄，老痰胶。其滑而易出者，湿痰属脾；燥而难出者，燥痰属肺；清而多泡者，风痰属肝；坚而成块者，热痰属心；有黑点而多稀者，寒痰属肾。病新而轻者，清白稀薄；病久而重者，黄浊稠黏。多唾者胃寒，流涎者脾冷。舌难言，口吐沫者，邪入于脏。腹时痛，口吐涎者，蛔乱于中。咳唾涎沫，口张气短者，肺痿之证。咳唾脓血，口干胸痛者，肺痈之征。其吐如米粥，吐而腥臭者，皆肺痈之候。形如败絮，色如煤炱者，悉老痰之容。此诸书因痰涎之形色，诊病之浅深也。或谓痰声相应为轻，不相应为重。由稀而稠者，病日退；由稠而稀者，病日进。因痰嗽而吐血者，多起于外感；因吐血而痰嗽者，多属乎内伤。亦可因证以相参也。会而观之，析而论之，则稀者为饮，稠者为痰，清者形气不足，浊者病气有余，青白者少热气，黄赤者多热气。而凡痰形之变，痰色之殊，胥于是乎推，亦于是乎断矣。

大便望法提纲

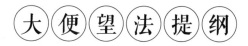

庄生言道在屎溺，岂道果在屎溺耶？然就屎溺而言，亦可以见道，道固无不在也。是故诸书论大便，亦因之以诊病焉，愚谓屎以得黄色之正者为中，得干湿之中者为常，知其正，则知其偏，知其常，则知其变矣。设因饮食之殊，而有形色之异，亦其变之常也。

诊之之法，诸书以为暴注下迫，皆属于热，澄彻清冷，皆属于寒。出黄如糜者肠中热，肠鸣飧泄者肠中寒。濡泄者因于湿，飧泄者伤于风。粪如鹜溏者，泄泻之病，大肠寒。粪如羊矢者，噎膈之病，大肠枯。如水倾下者属湿，完谷不化者为寒，泄利无度者肠绝，下利清谷者里寒，自利清水，色纯青者少阴病。

急下之证，行其大便，燥且结者，胃家实。下后之征，诸下血先便后血为远血，先血后便为近血。从肠中来者其色红，从胃中来者其色黑。白痢者属乎气；赤痢者属乎血。便色白者大肠泄；便脓血者小肠泄。泄青白者大肠虚；便肠垢者大肠实。纯下青水者风痢；泄如蟹渤者气痢；黑如豆汁者湿痢；黄如鱼脑者积痢；白如鼻涕者虚痢；黑如鸡肝者蛊疰痢。五液注下，痢兼五色者，脾弱之证。谷道不闭，黄汁长流者，肠绝之征。腹胀泄蛔者，疳胀。粪黑如狂者，蓄血。痢下蛔未死者，胃气未绝；痢下蛔已死者，胃气将绝。卧而遗屎，不知觉者死，病而大便如污泥者死。此皆因便以诊病也。

然《难经》以入者为实出者为虚，是则便闭者，形气虽不足，而病气有余，便泄者，病气虽有余，而形气不足。故《标本病传论》曰：先病而后泄者治其本；先泄而后生他病者治其本；小大不利治其标；小大利治其本；先小大不利而后生病者治其本；病发而有余，本而标之，先治其本，后治其标；病发而不足，标而本之，先治其标，后治其本。《伤寒论》因之有急当救里，急当救表焉，合四诊而观之，标本之分，先后之辨，其如示诸掌乎。

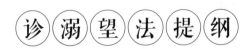

诊溺望法提纲

窃闻春夏气行于外，故汗多而溺少，秋冬气收于内，故汗少而溺多。然有饮水同，饮之时又同，而壮者溺少，老者溺多，何也？盖壮者如春夏之气，升多而降少，老者如秋冬之气，降多而升少，此其所以异也。知其异，以诊其变，则诊其变，可知其病焉。诊法维何？闭癃者三焦实，遗溺者三焦虚。水泉不止者，膀胱不藏也。得守则生，失守则死，小便不通者，膀胱不利也。头有汗则死，头无汗则生，外感小便清者，知不在里，仍在表也。外感小便浊者，知其在里，不在表也。水液混浊，皆属于热，澄彻清冷，皆属于寒，溲便变者，中气不足，小便数者，腑气有余，小便黄者，小腹中有热，小便白者，小腹中有寒，浊赤而短者，下焦实热，清白而长者，下焦虚寒，溺如黄柏汁者，黄胆犹轻，溺如皂角汁者，黄胆已重，尿变米泔者食滞，溺如脂膏者肾消，溺如血者血淋，溺如膏者膏淋，溺如沙石者石淋，溺有余沥者，气淋，病淋者，频欲小便，痛涩滴沥，欲去不去，欲止不止也。白淫者，思想无穷，所愿不得，意淫于外，入房太甚也。是皆诊溺之法也。由是观之，遗闭者，虚实之征也。清浊者，表里之征也。赤白者，寒热之征也。短长者，邪正之征也。遗闭清浊赤白短长交推，则虚实表里寒热邪正之变可知，虚实表里寒热邪正交推，则遗闭清浊赤白短长之变可知，他如淋浊消疸诸证，亦举此而措之耳。

月经诊法提纲

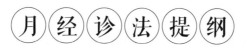

《素问》曰：女子二七而天癸至，任脉通，太冲脉盛，月事以时下，故有子……七七任脉虚，太冲脉衰少，天癸竭，地

道不通，故形坏而无子。盖天癸者，女子之精，月事者，女子之血，谓血为月事者，以事应月也。谓血为月经者，以月为常也。后人谓先期而至者为热，后期而至者为寒，其实先期有虚实，后期亦有虚实，故先不可偏用寒，后不可偏用热，而况有先后不定，通闭无常者乎？况有避年居季，逆行暗行，盛胎漏胎者乎？然则就形色而诊者，是或一道也。

诊之之法，诸书以为依期消长为安，血红不结为正，来去失时为弱，色杂而凝为病，浓而多者血盛，淡而少者血衰，赤而紫者属热，淡而红者属虚。陷经漏下，黑不解者，治用胶姜，以其下寒也。行经暴下，血去多者，则为夺血，以其中虚也。鲜紫而成块成条者，多由血热，黑败而或散或抟者，必属虚寒。成块者气之滞，疼痛者血之凝，行后作痛者为虚，将行作痛者为实。非时血下，淋沥不止者，谓之漏下。忽然暴下，倾注不断者，谓之崩中。至若如屋漏水，如豆汁水者，前人谓其病气实，而属于湿，吾直以为形气虚，而感于寒。然必参之脉证，合之形容，以辨其虚实，而判其寒热焉。

若夫五崩之诊，王氏《脉经》以为白崩者形如涕，赤崩者形如绛津，黄崩者形如烂瓜，青崩者形如蓝色，黑崩者形如衃血，释之者曰：五色带下，伤肝则青如泥色，伤心则赤如红津，伤肺则白如鼻涕，伤脾则黄如烂瓜，伤肾则黑如衃血，五色各应五脏，五脏俱虚，五色并下，是皆血之为病也。愚谓带之为病属乎任，经之为病属乎冲，而经色之分，又当以红紫辨寒热，浓淡分虚实，鲜败分新久。六法合观，则红紫浓淡鲜败之变，皆可交推以解，而其寒热虚实新久之变，亦可错综而知，第色虽属望，而理不容观，其将因问而得欤？医为司命，尚其毋忽。

形体周身部位

窃闻人之生也，藉五行而化育，仗四大以成形，是故《灵》《素》视形容，观体态，内则以脏分五行，外则以形合五脏，如肺合皮，脾合肉，心合脉，肝合筋，肾合骨。皮者肺之部，肉者脾之部，脉者心之部，筋者肝之部，骨者肾之部。皆以形体分脏腑也。然脏腑之经络，营运于形体，则形体之部位，又当分脏腑之经络。

谨按《灵枢·经脉》曰：肺手太阴之脉，起于中焦，下络大肠，还循胃口，上膈属肺，从肺系横出腋下，下循臑内，行少阴心主之前，下肘中，循臂内，上骨下廉，入寸口，上鱼，循鱼际，出大指之端；其支者，从腕后直出次指内廉，出其端。

大肠手阳明之脉，起于大指次指之端，循指上廉，出合谷两骨之间，上入两筋之间，循臂上廉，入肘外廉，上臑外前廉，上肩出髃骨之前廉，上出于柱骨之会上，下入缺盆络肺，下膈属大肠；其支者，从缺盆上颈贯颊，入下齿中，还出挟口，交人中，左之右，右之左，上挟鼻孔。

胃足阳明之脉，起于鼻之交頞中，旁约太阳之脉，下循鼻外，上入齿中，还出挟口环唇，下交承浆，却循颐后下廉，出大迎，循颊车，上耳前，过客主人，循发际，至额颅；其支者，从大迎前下人迎，循喉咙，入缺盆，下膈属胃络脾；其直者，从缺盆下乳内廉，下挟脐，入气街中；其支者，起于胃口，下循腹里，下至气街中而合，以下髀关，抵伏兔，下膝膑中，下循胫外廉，下足跗，入中趾内间；其支者，下廉三寸而别，下入中趾外间；其支者，别跗上，入大趾间，出其端。

脾足太阴之脉，起于大趾之端，循指内侧白肉际，过核骨后，上内踝前廉，上踹内，循胫骨后，交出厥阴之前，上膝股内前廉，入腹，属脾，络胃上膈，挟咽，连舌本，散舌下；其支者，复从胃，别上膈，注心中。

心手少阴之脉，起于心中，出属心系，下膈，络小肠；其支者，从心系上挟咽，系目系，其直者，复从心系却上肺，下出腋下，下循内后廉，行手太阴心主之后，下肘内，循臂内后廉，抵掌后锐骨之端，入掌内后廉，循小指之内，出其端。

小肠手太阳之脉，起于小指之端，循手外侧上腕，出踝中，直上循臂骨上廉，出肘内侧两筋之间，上循臑外后廉，出肩解，绕肩胛，交肩上，入缺盆络心，循咽下膈，抵胃属小肠；其支者，从缺盆循颈上颊，至目锐眦，却入耳中；其支者，别颊上䪼抵鼻，至目内眦，斜络于颧。

膀胱足太阳之脉，起于目内眦，上额交巅；其支者，从巅至耳上角，其直者，从巅入络脑，还出别下项，循肩膊内，挟脊抵腰中，入循膂，络肾属膀胱；其支者，从腰中下挟脊贯臀，入腘中；其支者，从膊内左右，别下贯胛，挟脊内，过髀枢，循髀外从后廉下合腘中，以下贯踹内，出外踝之后，循京骨，至小指外侧。

肾足少阴之脉，起于小趾之下，斜趋足心，出于然骨之下，循内踝之后，别入跟中，以上踹内，出腘内廉，上股内后廉，贯脊，属肾络膀胱；其直者，从肾上贯肝膈，入肺中，循喉咙，挟舌本；其支者，从肺出络心，注胸中。

心主手厥阴心包络之脉，起于胸中，出属心包络，下膈，历络三焦；其支者，循胸中出胁，下腋三寸，上抵腋，下循臑内，行太阴少阴之间，入肘中，下臂行两筋之间，入掌中，循中指出其端；其支者，别掌中，循小指次指出其端。

三焦手少阳之脉，起于小指次指之端，上出两指之间，循手表腕，出臂外两骨之间，上贯肘，循臑外上肩，而交出足少阳之后，入缺盆，布膻中，散络心包，下膈，循属三焦；其支者，从膻中上出缺盆，上项，系耳后直上，出耳上角，以屈下颊至頔；其支者，从耳后入耳中，出走耳前，过客主人前，交颊，至目锐眦。

胆足少阳之脉，起于目锐眦，上抵头角，下耳后，循颈行手少阳之前，至肩上，却交出手少阳之后，入缺盆；其支者，从耳后入耳中，出走耳前，至目锐眦后；其支者，别锐眦，下人迎，合手少阳，抵于頔，下加颊车，下颈合缺盆以下胸中，贯膈络肝属胆，循胁里，出气街，绕毛际，入髀厌中；其直者，从缺盆下腋，循胸过季胁，下合髀厌中，以下循髀阳出膝外廉，下外辅骨之前，直下抵绝骨之端，下出外踝之前，循足跗上入小指次指之间；其支者，别跗上，入大指之间，循大指歧骨内，出其端，还爪甲，出三毛。

肝足厥阴之脉，起于大趾丛毛之际，上循足跗上廉，去内踝一寸，上踝八寸，交出太阴之后，上腘内廉，循股阴入毛中，过阴器，抵小腹，挟胃属肝络胆，上贯膈，布胁肋，循喉咙之后，上入颃颡，连目系，上出额，与督脉会于巅；其支者，从目系下颊里，环唇内；其支者，复从肝别贯膈，上注肺。阴阳相贯，如环无端。其流溢之气，入于奇经，转相灌溉。

奇经凡八脉，阴维、阳维、阴跷、阳跷、冲也、任也、督也、带也。阳维起于诸阳之会，由外踝而上行于卫分，阴维起于诸阴之交，由内踝而上行于营分，所以为一身之纲维也。阳跷起于跟中，循外踝而上行于身之左右，阴跷起于跟中，循内踝而上行于身之左右，所以使机关之跷捷也。督脉起于会阴，循背而行于身之后，为阳脉之总督，故曰阳脉之海。任脉起于会阴，循腹而行于身之前，为阴脉之承任，故曰阴脉之海。冲脉起于会阴，夹脐而行，直冲于上，为诸脉之冲要，故曰十二经脉之海。带脉则横围于腰，状如束带，所以总约诸脉者也。于是乎因经络以分部位，按部位而知经络，或以经络分脏腑，或以形体分脏腑，而凡证候之殊，形容之异，与夫痘疹痈疽一切病人，皆可由是而察焉。黄帝曰：经脉者，所以能决死生，处百病，调虚实，不可不通。谚曰：不熟十二经络，开口动手便错，医寄死生，可不加之意乎。

身形望法提纲

窃思诊形之法，必先知经络之部位，辨形体之浅深，审其异同，察其常变，其病情乃可测焉。何言之？刚强者，形气有余；柔弱者，形气不足。肥者常多血少气；瘦者常多气少血。心肺有邪，其气留于两肘；肝有邪，其气留于两腋；脾有邪，其气留于两髀；肾有邪，其气留于两腘；风胜则动，热胜则肿，燥胜则干，寒胜则浮。身强痛者，邪气有余，身痿弱者，正气不足。肿起者，邪气实；陷下者，正气虚。上肿曰风，下肿曰水。从上肿下者属气，其邪在外；从下肿上者属水，其邪在内。先肿而后痛者，形伤气；先痛而后肿者，气伤形。无形而痛者，阴之类；有形不痛者，阳之类。无形而痛者，其阳完而阴伤之也；有形不痛者，其阴完而阳伤之也。此皆形之纲领也。善诊者，推而极之，变而通之，按形体之浅深，审部位之经络，合之气色，参之形容，则其病虽异，而其应不穷。夫乃叹《灵》《素》之中多活法，岐黄以后少完医，否则率意而言，执方而疗，欲其丝丝入扣，滴滴归原也难矣。谚云：取法乎上，仅得其中，若取法乎中，岂不流于下乎？而况学其下焉者乎。

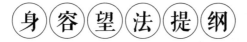

身容望法提纲

经言：察观病人之态，以知精神魂魄之存亡。然则临证之际，何可恃其脉息，而不观夫体态乎？夫体以形言，态以容言，观其体，察其态，斯病证明而病情著，庶乎指有目，而首有目焉。其态维何？阳证多语，阴候无声，多语者易治，无声者难疗。骂詈笑歌，其行日夜不休者，狂态也；直视僵仆，其脉阴阳俱盛者，癫态也。厥者，阴阳不足；冒者，表里俱虚。昏沉者，阴阳亏而神气少；恍惚者，津液亡而心血虚。起卧不安，反覆颠倒，心中懊憹者，虚烦之证。衣被不敛，言语善恶，不避亲疏者，神乱之征。僵仆者属乎阳，病由机关不利；伛偻者属乎阴，痛为心肾之疴。如狂者，血蓄膀胱，热结未泻；如醉者，邪侵六腑，闭塞不通。

妄言妄见者，邪在于胃；不识不知者，邪入于腑。默默然不慧者，厥阴之候；兀兀然欲吐者，阳明之形。倚息者，气逆而中不和；懈惰者，肾虚而胃不实。身偏不举者，病在分腠之间；指偏不用者，病在经络之内。不可转侧者，足少阳之实；

不能动摇者，足少阴之虚。不能自转侧者，风湿相搏之容；不能自收持者，阴阳二维之病。尻以代头，脊以代踵者，肾痹之证；登高而歌，弃衣而走者，胃实之形。难以屈伸者，风湿在于骨节；难以俯仰者，水气在于腹中。不能俯者病在阳，不能仰者病在阴。项不可以俯仰者，足太阳之脉；腰不可以俯仰者，足少阳之经。腰不可以行走，项不可顾者，少阳之厥；腰不可以俯仰，项不可顾者，阳明之厥。脊痛腰重，形体不可翻身反覆者，胃绝；毛悴色夭，腰脊不可俯仰屈伸者，志伤。此皆病人之态也。而言其态者，或在实义之中，或在虚神之内，或见于坐卧动作之际，或著于皮肉筋骨之间。

善诊者，合五官之状貌，参四体之形容，精乎《灵》《素》二书，熟乎轩岐四诊，庶可豁然贯通焉。内训曰：仪式刑之，齐之则圣，下之则贤，否亦不失于从善。诚哉！有智妇人，胜于男子。

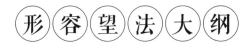形容望法大纲

盖闻人之生，气之聚也。形者生之舍，气者生之元，形无气则坏，气无形则散，形气也者，相须而不可离者也。设有偏胜，体态异焉，总而言之，其要有八，曰动、曰静、曰强、曰弱、曰俯、曰仰、曰屈、曰伸，八法交参，则虽行住坐卧之际，作止语默之间，不外乎此。诊之之法，以表里言，则动者、强者、仰者、伸者、为在表；静者、弱者、俯者、屈者、为在里，是容貌表里之分也。以阴阳言，则动者、强者、仰者、伸者、皆属阳；静者、弱者、俯者、屈者、皆属阴，是容

貌阴阳之分也。以寒热分之，则在表属阳者多热，在里属阴者多寒，是容貌寒热之分也。以虚实分之，则阳道实，阴道虚，阳常有余，阴常不足，是容貌虚实之分也。

然以表里阴阳寒热虚实，八者合观，将动静中各有俯仰，强弱中各有屈伸，而变化无穷，则就动静强弱俯仰屈伸八者合观，将表里中各有寒热，阴阳中各有虚实，而变化亦无穷，且夫动静交相养也，强弱交相济也，俯仰屈伸，交相为用也。得其中，则之八者，皆不可言病；不得其中，则之八者，皆可言病。然而中无定体，病不易言，盖天有寒暑，人有阴阳，体有劳逸，年有老少，寒则多屈，热则多伸，阴则多俯，阳则多仰，劳则多强，逸则多弱，少则多动，老则多静，而况老少劳逸阴阳寒暑，又皆有动静强弱之殊，俯仰屈伸之辨乎？然则天之于寒暑也，人之于阴阳也，体之于劳逸也，年之于老少也。四者，果能随时以处中，方可因证而知病。不然，将以常为变，以变为常，未识厥中，焉知允执？其不颠倒也者几希。

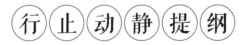

行止动静提纲

下卷

人身一太极也，太极一阴阳也。诊法之分动静，犹太极之分阴阳也。太极动而生阳，静而生阴，犹人身之动属乎阳，静属乎阴也。动以行言，静以止言，行有迟速，止有屈伸，犹太极之分两仪，两仪之分四象也。由是而刚柔得位，动静有常，论阴阳则无咎，论身体则无病矣。然而阴阳有偏胜之时，身体有违和之日。故圣人测阴阳于气候，验病症于形容。就行而言，则速为阳，迟为阴，行之速者，阳之阳，行之迟者，阳之阴；就止而言，则伸为阳，屈为阴，止之伸者，阴之阳，止之屈者，阴之阴。阴阳之要，有表里焉，有脏腑焉，阳入之阴则静，阴出之阳则怒，重阴者癫，重阳者狂。以寒热分之，则阳多热，阴多寒。以虚实分之，则阳道实，阴道虚，阳经之病，实则见其弃衣而走，虚则见其身重难行，阴经之病，实则见其坐而欲起，虚则见其卧而卷身。阳主乎动，行之速者，阳有余，行之迟者，阳不足；阴主乎静，止之伸者，阴有余，止之屈者，阴不足。欲动而不能动者，其病在阳；欲静而不能静者，其病在阴。乍静乍乱，水浆不入，形体不仁者，阴阳离散；时动时静，容止可观，进退可度者，血气调匀。善诊者，观动静之常，以审动静之变，合乎望闻问切，辨其寒热虚实，化而裁之，推而行之，可谓知阴阳矣。

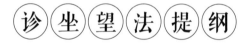

诊坐望法提纲

尝思观形容者，非但欲诊之于行，抑且欲诊之于坐，苟能心领神会，虽一动一静，莫不有昭著者焉。间尝验之于病，见有坐而仰者，坐而伏者，坐而叉手冒心者，坐而以手护腹者，以及坐而下一脚，坐而掉两手，或坐而不得眠，或眠而不得坐者。由是稽之于古，则谓坐而仰者肺实，实则胸盈仰息；坐而伏者肺虚，虚则伏而短气。叉手冒心者，汗后血虚。以手护腹者，里实心痛。其坐而下一脚者，腰痛之貌。坐而掉两手者，烦躁之容。但坐不得眠，眠则气逆者，咳嗽肺胀。但眠不耐坐，坐则昏沉者，血夺气虚。其他坐不能起者，阴经之证；立不能坐者，阳病之证。坐而欲起者，阴气实；坐不欲起者，阳气虚；转侧不能者，痿痹之状；坐卧不定者，烦躁之形。是皆显而易见者也。然合五官而察之，合五体而辨之，其坐卧之间，形容之变，竟有难于言传者矣。是篇举其一隅，导夫先路，至若听声写形，尚有待于来者。

诊卧望法提纲

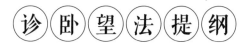

在昔圣贤之于望也。不惟欲观其行止，抑且欲省其衷怀，故虽寤寐之间，鉴察之下，亦有诊法存焉。盖尝以是论之，卧之状，有多睡者，无睡者，但欲寐者，不得眠者，转侧不能者，起卧不安者，其形又有仰伏舒卷之殊，内外左右之异。稽之于古，以为多睡者脾虚，无睡者胃实。但欲寐者，少阴之证；不得眠者，阳明之征。转侧不能者，风湿相搏。起卧不安者，腹满心烦；卧不得安者，胃中不和；坐不得卧者，肺中气逆。其睡而仰者属乎阳，睡而伏者属乎阴，不得正偃者，胃不和而肺气实，但欲伏眠者，腹中痛而肝气虚。仰而舒足者，小肠之证；仰而卷足者，肾脏之征。舒为阳，卷为阴，舒而不欲卷者，阳经实热；卷而不欲舒者，阴经虚寒。睡向内者属阴，是热已去而正虚；睡向外者属阳，是热未去而邪实。腰痛左卧，卷左足而痛减者，病在左肾；右卧，卷右足而痛减者，病在右肾。痛在肝者，属左胁，故左着床则更痛；痛在脾者，属右胠，故右着床则更痛。病在肺之左者，宜于左；病在肺之右者，宜于右。其肺痈生于左者，右卧则更痛；生于右者，左卧则更痛。其水病，左半着床，则左半身愈肿；右半着床，则右半身愈肿。此皆卧诊之大略也。合形状而观之，不有可见者乎，若夫因脉证而异，因气色而异，又当参之四诊，辨其三因，庶乎标本明而虚实判，不至以不平平之矣。

身容四法提纲

临症之际，已视其形容，观其坐卧矣。然有法焉，不拘于行住坐卧，难列于俯仰屈伸。屈指而计之，其纲有四，曰几几，曰振振，曰战，曰栗。几几者何？项背强，几几然，犹短羽之鸟，欲飞而不能飞也。振振者何？身体动，振振然，若耸悚之容，欲定而不能定也。战则身为之摇矣。战之与振，振轻而战重也。栗则心为之战矣，栗之与战，战外而栗内也，故其为病也。几几者太阳实，甚则有卧不着席之形；振振者元气虚，甚则有身欲擗地之状。战者其人本虚，邪在外而正与之争，正胜其邪，故势顺而易解；栗者其气愈微，邪入内而正与之争，邪胜其正，故势逆而难瘳。且几几者，太阳实，其证有有汗无汗之分；振振者，太阳虚，其证有汗前汗后之辨。战在外，太阳之所属也，身温汗出，邪斯退矣；栗在内，少阴之所主也，身寒肢厥，邪则陷焉。故凡临症之际，虽分观以审其常，必合论以通其变，盖不但不知其法者，不可为医，即知其法而泥于法，或知其法而离于法，亦皆不可为医也。经曰：能合色脉，可以万全，斯诚活法也已。

意态望法提纲

望诊之法，既观身体视形容矣。然有时虽见于身体之外，

中医临床实用经典丛书（大字版）

望诊遵经

实著于意态之间，又当存心省察，以诊其病焉。析而言之，有因人之好恶者，有因时之寒暑者，有因体之寒热者。何谓因人之好恶，《五十一难》曰：病有欲得温者，有欲得寒者，有欲见人者，有欲不见人者，而各不同，病在何脏腑也？然，病欲得寒而欲见人者，病在腑也；病欲得温而不欲见人者，病在脏也。何以言之？腑者阳也，阳病欲得寒，又欲见人；脏者阴也，阴病欲得温，又欲闭户独处，恶闻人声。故别知脏腑之病也。是盖以寒热分阴阳，以阴阳分脏腑也。推之于喜明属阳者，元气实，喜暗属阴者，元气虚，以及喜热饮寒饮，恶热饮寒饮，可广其好恶之意也。

何谓因时之寒暑？《伤寒论》曰：夏月盛热，欲着复衣，冬月盛寒，欲裸其身，所以然者，阳微则恶寒，阴弱则发热，此医发其汗，令阳气微，又大下之，令阴气弱，五月之时，阳气在表，胃中虚冷，以阳气内微，不能胜冷，故欲着复衣。十一月之时，阳气在里，胃中烦热，以阴气内弱，不能胜热，故欲裸其身。推之于夏月恶热者，知其阳气胜，冬月恶寒者，知其阴气胜，以及春秋之恶寒恶热，喜寒喜热，可广其寒暑之意也。

何谓因体之寒热？《伤寒论》曰：病人身大热，反欲得近衣被者，热在皮肤，寒在骨髓也；身大寒，反不欲近衣被者，寒在皮肤，热在骨髓也。推之于身热不欲近衣被者，则知骨髓不寒，身寒欲近衣被者，则知骨髓不热，以及外无寒热，欲近衣被者，骨髓寒，外无寒热，不欲近衣被者，骨髓热。而凡衣多恶热，衣少畏寒之常，衣少恶热，衣多恶寒之变，亦可广其寒热之意也。是皆见于意态之间，著于身体之外，可不存心省察，以诊其病欤！

医书汗牛充栋，何须祸枣灾梨，然余有不能已于言者，何则？炎黄之书，其旨深远，汉晋之书，其文缺略，医家因陋就简，遂推趋时者为大名家，病家闻誉即延，亦信趋时者为真实学，自是术愈疏，方愈乱，病不至死，而医死之，医不欲误，而书误之，安得岐黄复起，明其道以辨其非耶。是用忘其狂瞽，著述遵经，非惟欲医家以是诊病，亦欲病家以是试医，且不欲医病之家以是遵我，亦欲医病之家以是遵经，果尔，则虽祸枣灾梨，或未必无小补。